The LOW-CARB FRAUD

低炭水化物ダイエットへの警鐘

T・コリン・キャンベル／ハワード・ジェイコブソン［著］
鈴木 晴恵［訳］

評言社

本書は2014年に米国において出版された『The Low-Carb Fraud』（発行：BenBella Books Inc.）の主要部分を和訳するとともに（本書第Ⅰ部）、鈴木晴恵医師による症例等の加筆（本書第Ⅱ部）を含め出版するものです。なお、翻訳は鈴木晴恵医師によるものです。

Low-Carbの日本語表記については、主として「低炭水化物食」または「低炭水化物ダイエット」としました。一部に「糖質制限食」「糖質制限ダイエット」と表記しているところもありますが、いずれも同義語です。

Published by arrangement with Folio Literary Management, LLC, New York
and Tuttle-Mori Agency, Inc, Tokyo

刊行に寄せて（訳者からのメッセージ）

『The Low-Carb Fraud』との出会い

２０１５年９月にカルフォルニア州、アナハイムで開かれた「第３回植物性食品による国際医療会議」（International Plant－based Nutrition Healthcare Conference；ＰＢＮＨＣ）に参加した際、当時Ｔ・コリン・キャンベル博士の最新本であった『The Low－Carb Fraud』に出会いました。

２０１１年３月11日（東日本大震災）以来、栄養学を学び、健康にとって理想の食を追求してきた私は、日本で流行し、マスコミが騒ぎ立てるだけではなく、栄養療法を実践する医師までもがすすめる「低炭水化物ダイエット」（「糖質制限ダイエット」ともいう）に大いなる疑問を抱いていた頃でした。

原書の付録として掲載されているのが、低炭水化物ダイエットの最たるものとしてアメリカでブームを巻き起こし、日本にもそのブームが波及している「パレオ・ダイエット」に関する記述です。低炭水化物ダイエットがまともな科学雑誌に論文として掲載されたことがない中、パレオ・ダイエットだけが、論文審査のある科学誌に掲載されたわずか2例のうちの1例です。そのため、キャンベル博士はこのダイエット法について評価をすることができたのでした。

この中でキャンベル博士は、パレオ・ダイエットを推奨する論文の矛盾点を1つひとつ指摘し、パレオ・ダイエットも低炭水化物ダイエットの一変型であり、プラントベースドホールフーズ（Plant Based Whole Foods＝PBWF＝植物由来の自然食品）に比べ、著しく不健康なダイエット法であることを明らかにしたのです。

長年、見た目を綺麗にする外科手術やレーザー治療に携わり、食や栄養に無頓着な典型的な外科医であった私は、2011年3月に発生した東日本大震災による福島原発事故をきっかけに、栄養学に目覚めました。クリニックのスタッフと一丸となり、分子栄養学、酵素栄養学、マクロビオティック、ナチュラルハイジーンなどについて、本や講習会、講演会、学校などあらゆる手段で最適な栄養学とそれを実現する食事方法を模索しました。

アメリカに本校がある栄養学校の日本校にはスタッフの1人が代表して通い（彼女は今年、独学で管理栄養士国家試験に合格した）、スタッフ皆で彼女から学んだりしました。

2012年に、私はその学校の本校をアメリカに訪ね、その学校がパレオ・ダイエットを支持していることを知り、愕然としたものです。

チャイナ・スタディ

2011年3月の時点で、私は開業しているクリニックビルを建て直し、1階に健康のために理想的な食事を提供する料理教室を兼ね備えたレストランを作ろう、と決心しました。そして、その理想の食事方法を模索していました。

そんな中でT・コリン・キャンベル博士の共著書『The China Study』(日本語版『チャイナスタディー』グスコー出版)に出会いました。同書でキャンベル博士は、動物性食品を一切やめ、プラントベース(植物性食品中心)の食事に変えれば、驚くほど健康になり、高血圧や心臓病、糖尿病やがんまでもが改善するといいます。

『The China Study』のベースは、本書の著者であるT・コリン・キャンベル博士が研究リーダーを務めた史上最大の疫学調査「チャイナ・プロジェクト」です。本書は、このチャイナ・プロジェクトによって得られた調査研究を科学的根拠の1つのバックボーンとしていますが、詳細については、邦訳本『チャイナ スタディー』をご一読されることをおすすめします。医学、生理学、薬学、栄養学ほか多くの研究者や行政、企業のかたがたにも読んでいただきたいし、読まねばならない名著です。この研究プロジェクトについては多方面からも評価されていますが、なかでも『ニューヨーク・タイムズ』紙は、科学欄のトップ記事として「疫学的研究のグランプリ」と賞賛したほどです。

1981～1983年にわたって行われた、中国65郡（24省）・130村にまたがる広域調査は、まさに史上最大規模のものであり、「疫学的研究のグランプリ」と賞賛されるにふさわしいものです。この調査は1983年から分析が始まり、対象者13万人、837という調査項目の分析結果がまとめられたのは1990年です。いかに大規模な調査研究プロジェクトであったかがわかります。そのリーダーを務めたのが、当時コーネル大学教授であったT・コリン・キャンベル博士です。

十分過ぎる科学的裏づけに基づくこの本を読み、PBWFの食事方法が健康にとって一番よいというキャンベル博士の主張はとても納得できました。

しかし、日本の私の栄養学の師匠たちでこの食事法を実践している人はいませんでした。自分自身も、子どものころから洗脳されてきた牛乳神話や、よい筋肉を作るためには動物性タンパク質をたくさん摂らなければならないという思い込みを完全に拭い去ることはできずにいました。骨粗鬆症の予防のためにチーズは食べたほうがいいのではないか、スポーツをする中学生の娘には赤身の肉を食べさせたほうがいいのではないかという迷いがあったのです。また、複数の講習会で習った分子栄養学の考え方から、私は血液検査に基づいて、ビタミンB錠剤とヘム鉄のサプリメントを服用していました。

『The China Study』には、薬を使わずPBWFで治療を行っている数人の医師が登場します。そのうちの1人、Dr.ジョン・マクドゥーガルがカルフォルニアでリブインプログラムを行っていることを知りました。40～50人がホテルで5日あるいは10日を共に過ごし（現在は10日に統一されている）、その間は用意された3食のPBWFの食事を摂り、毎日、食と栄養、健康と病気に関する講義を受けたり、クッキングデモを見たり、一緒に運動をするなどの授業を受けます。

彼の患者になるためには、このプログラムに参加する必要があります。私は2011年11月、北カルフォルニアのサンタローザで開かれたこのプログラムに参加しました。参加者の多くは、アメリカ全土からやってくる肥満や高血圧、糖尿病やがんなどの生活習慣病、アレルギーや多発性硬化症などの自己免疫疾患を患う人たちでした。

このプログラム参加者の多くの人が、滞在中に、服用している薬の量を減らしたり中断したりすることができるようになります。Dr.マクドゥーガルは、私が鉄剤のサプリメントを服用していることに驚き、「危険であるので直ちにやめるように」と忠告しました。鉄は赤血球を作るのになくてはならないものですが、一方で毒性が強く、過剰になった場合、解毒することが困難だからです。

科学的データや多くの臨床経験に基づく講義を聴き、健康のためには動物性食品の摂取は全く必要がないことを私は確信しました。子どものころ、典型的なアメリカの食事で育ったDr.マクドゥーガルは、18歳で脳梗塞を患い、左脚の麻痺という後遺症を残しました。彼が医師になってからPBWFの食事で自身の健康を取り戻し、同じ食事で健康に育った息子たちとサーフィンを楽しむまでになっているという事実は、私にとって大きな発見であり気づきでした。このプログラムが終わるころには、私はPBWFの食事方法に自信を持って完全に切り替えることができたのです。

T・コリン・キャンベル博士の来日講演

2013年9月、私は京都の京阪三条駅近くのクリニックビル1階にカフェを開店しました。「CHOICE」(チョイス)と名付けたこのカフェで提供する食事をPBWFにすることに、私はなんの迷いもありませんでした。

2014年2月にDr.ジョン・マクドウーガルが企画したアドバンスド・ウィークエンドという3日間の学会に出席した際、T・コリン・キャンベル博士の講演を直に聴き、日本語版『チャイナ スタディー』の翻訳者である松田麻美子先生にも初めてお会いしました。冒頭の学会（PBNHC）の存在を知ったのは松田麻美子先生からの紹介です。PBNHCは薬に頼らず、PBWFの食事方法によって病気を予防し、治療しようとする医師や医療関係者の集まりであり、2013年9月に第1回の大会が開かれて以来、毎年開催されています。

初年度は200人ほどの参加者があり、2年目は約400人、3年目は約600人、4年目の2016年には約800人の参加者が集まっています。カリフォルニア州アナハイムで開催された2017年の第5回大会はおよそ900人の参加者でした。

2014年の第2回大会に日本人として初めて唯一参加したのは、八王子においてPBWFでがん治療を行っている真柄俊一医師です。「健康も病気の治療もまずは食の改善からである」という最も基本的なことを多くのアメリカの医療関係者は認識していて、その数は年々、急速な勢いで増加しています。真柄医師はこの学会の様子を帰国後すぐに1冊の本にまとめました（『食は現代医療を超えた』現代書林）。

２０１６年の第４回大会には、日本人参加者も20名以上となり、ＰＢＷＦの大切さを深く認識した日本人参加者たちは、キャンベル博士の来日講演を実現すべきと考え、松田麻美子先生に相談しました。松田麻美子先生と小池美代氏の企画運営により、ＰＢＮＨＣの日本人参加者や、いくつかの真に日本人の健康を考える企業の協賛を得て実現しようとしているキャンベル博士の来日講演（２０１７年10月22日、東京）は、日本人の食と医療の意識を変えるきっかけとなる歴史的なものになると考えています。

本書の出版に際して

『The Low－Carb Fraud』の翻訳出版については、発刊直後に日本語版が出せないか評言社の安田喜根社長に相談していましたが、翻訳本は手間もコストもかかるため、ただでさえ厳しい出版事情の中で特殊なジャンルの翻訳本を出版することは、多少のためらいもあっただろうと推察しています。しかしながら、同社が多くの医学・薬学書や健康書を手掛けるなかで、本書刊行の意義を理解していただくとともに、キャンベル博士来日講演を機に出版を決意していただいたことに感謝申し上げます。

第Ｉ部では、『The Low－Carb Fraud』の主要部分をほぼ全文翻訳して掲載しました。この中で、T・コリン・キャンベル博士は、「低炭水化物ダイエット」がいかに欺瞞《ぎまん》に満ちた危険なものであるかを例証して痛烈に批判しています。日本でも流行した「アトキンス・ダイエット」しかり、「パレオ・ダイエット」もその一変型としています。また、本書と同じくキャンベル博士とジェイコブソン博士共著による『WHOLE』についても概説しています。キャンベル博士が『WHOLE』について一文を加えたのには理由があります。

キャンベル博士は2005年に『The China Study』を執筆して、世の中（アメリカ）は変わると思っていましたが、大して変わりませんでした。それはなぜかということを自著『WHOLE』に書いています（2013年）。

同書の中で博士は「原因は今の科学や医学は還元主義（reductionism）が支配しているからだ」といいます。細部にこだわるのではなく、全体像を見なくては間違った方向に向かってしまいます。

低炭水化物ダイエットが次々に生まれる根底には還元主義があります。キャンベル博士は、われわれ医師や科学者が皆、還元主義にとらわれて全体を見失っているということを大変憂いていて、皆にそのことを気づかせたい。だから『WHOLE』を書かれたのですが、この本は多分あまり読む人がいないのではないかと思います。最も読んで欲しいのは医者や科学者だけれども、分厚くて退屈そうな本なので、きっとあまり売れない。「The Low－Carb Fraud」なら題名からして注目されます。その本の中に『WHOLE』のイントロダクションを入れることにより、より多くの人に関心を持ってもらいたい。そう思われたのではないでしょうか。

第Ⅱ部は、主としてアメリカの事情が背景にある『The Low－Carb Fraud』を日本の読者により理解していただくために追記したものです。アメリカで出版された『The Low－Carb Fraud』を和訳するだけでは、事情の異なる日本の読者には内容的に不十分なのではないかとの編集者の指摘から、症例などを中心に加筆してほしいと要請されたわけです。そこで、さまざまな症例がありますが、本書の出版を機に、末期がんやワクチンの害と考えられる顔から四肢や体に広がった紅斑などいくつかの症例、そして「羽間鋭雄先生の研究論文」を紹介させていただくことにしました。

症例は、ＰＢＷＦにより末期がんを克服した例と、食事を変えることによって食物アレルギーなどに対処して多種多様な病気を治療した典型的な例です。一般的に食事療法というものは疾病予防や長期的な療養、健康維持というイメージがありますが（もちろんその効果も大きい）、ＰＢＷＦは積極的な医療行為であり、かつ短期間で効果が期待できる治療方法だということがよくわかる事例です。

後者は、ＰＢＷＦのいわば科学的なエビデンスの１つとして、羽間先生の研究論文の主要部分を掲載しました。この研究は、羽間先生自身が被験者となって約１年間にわたってＰＢＷＦの効果を測定したものであり、ここから得られた実験データと結論は大変貴重なものです。「食養生にはエビデンスがない」とする医師や科学者らの指摘に十分耐えうる内容の研究論文です。

情報社会の中にあって、膨大な情報の中から真実をつかみ取ることは大変困難なことかもしれません。宣伝や出版などを通じた大量の情報によって「これが正しい」と支配されている人びとに、「それは大きな間違いだ」と警鐘を鳴らしても、なかなか理解されにくいかもしれません。それでも、少なくとも本書の読者には、健康やダイエット、栄養と医療の真実をつかんでいただければ、翻訳者として大きな喜びです。

２０１７年９月

鈴木晴恵

CONTENTS *The Low-Carb Fraud*

第Ⅱ部　プラントベースドホールフーズの症例と研究

第Ⅰ部

THE LOW-CARB FRAUD

（低炭水化物ダイエットへの警鐘）

1.「低炭水化物ダイエット」のまやかし

米国人が減量と闘い続けてきたのは疑いのない事実です。1980年代にメディアが肥満の問題を最初に取り上げて以来、米国人の肥満率は2倍となっています[1]。現在では、米国人の大人の3分の1以上が肥満です。毎年数百もの新しい「解決書」(古いアイデアを賢くリサイクルしたものであったりしますが)や、パッケージ入りの加工食品が店頭を賑わしますが、この流れを堰き止めるのは難しそうです。

実際、体重の問題は氷山の一角に過ぎません。体重過剰は、若死の原因である心臓疾患、脳卒中、2型糖尿病、および数種のがんを含む死因と関連づけられています[2]。

本書は——体重を落とし、より健康になりたいというわれわれの願望にあうとして提案されていますが、じつは商業的にかなり成功していて、最も健康を脅かす――「低炭水化物ダイエット（または「糖質制限ダイエット」ともいう）方法」に関するものです。ここでは、低炭水化物ダイエットがなぜこうまで人々を魅了し、この方法が健康的であるとわれわれに思い込ませるに至ったか、そして、この方法の健康に与える影響の真実を論じていきます。

本書はさらに、これらのことの根本にある栄養学的な信念、すなわち炭水化物が悪であるとの思い込みがどこからやってきたのか、そうではないという証拠がたくさんあるにもかかわらず、その思い込みがなぜずっと続いてきたのかも検討していきます。

科学的価値としてはさまざまであり、あるものは他のものよりは多少効果がすぐれるといった「流行ダイエット」は常にありました。数十年前に最も信頼されていたアドバイスは、「より少なく食べて、より多く運動する」というものであり、これは今でもかなり信頼されています。減量は入ってくるカロリー対出ていくカロリーの算数というものです。

われわれはさらに、「食品中の脂肪分が問題」とも教え込まれてきました。「脂質が体を太らせるもとだ」と。したがって、体重を減らすには「脂質摂取を減らそう」となります。

しかし、全国民の肥満率の上昇につれ明らかになってきたのは、この脂質摂取制限という提言が、肥満率の上昇に全く歯止めをかけなかったことです。米国標準食（Standard American

Diet＝ＳＡＤ ※訳者解説：アメリカ人の大半が摂取している典型的な食事。肉、乳製品、脂肪、糖、精製食品・加工食品、ジャンクフォードの多い食事）も肥満率の上昇を止めることはありませんでした。

われわれは、適切な栄養摂取の見方を考え直す必要がありました。この種の懸念が表われたことに引き続き、１９８０年代に低炭水化物の動きが定着していきました。１９８８年には、ロバート・アトキンス博士の『Dr. Atkin's New Diet Revolution』（邦訳『アトキンス式低炭水化物ダイエット』河出書房新社）が出版されました。この書籍は１９７２年に出版されたものの、売れ行きがさほど好調でなかった『Dr. Atkin's Diet Revolution』を踏襲しており、新たに出版されたという意味で「新」であるにすぎないものでした。

しかしこの新版は、体重、栄養、健康の関係について、これまでとは別の魅力的な思考体系を表現した内容でした。簡潔にまとめると、炭水化物の摂取を厳密に制限し、かわりにカロリーの大半をタンパク質と脂肪で摂るように指導したのです。

この本によれば、米国標準食の問題は脂肪ではなく、パン、米、パスタ、果物、でんぷん質の多い野菜類に含まれる炭水化物であるといいます。

アトキンス氏の主張は「減量の最善の方法は、これら炭水化物＝糖質を減らすことだ」といいます。そして、この方法は効果があったのです！（炭水化物を減らして）ベーコン、ステーキとバターを食べても、体重が実際に減ったのです。これは素晴らしいことですが、１つ重要な問題があります。低炭水化物食は人間の健康に悪いのです。

高タンパク、高脂肪食の弊害についての報告が続々と寄せられています。アトキンスの方法は、取って替わろうとする米国標準食と同等もしくはそれ以上の害があるのです。

本書で筆者は、いくつかの重要な質問の答えを探っていきます。

なぜ人々は低炭水化物食がよい案だと考えるのでしょうか？　低炭水化物ダイエットの誇大広告の背後にある真実は何でしょうか？　理想的な体重を達成し、かつ健康と長寿を達成する最適な食事はいったい何でしょうか？

本書からたった１つ学び取って欲しいことがあるとすれば、低炭水化物ダイエットでは、短期間で体重を減らすことはできるものの、この非常に動物性食品が多い食事法は、減量のメリットをはるかに上回る、重篤な健康問題を引き起こすということです。

低炭水化物ダイエットの魅力

私は栄養学の実地研究に40年以上携わってきました。当初はバージニア工科大学で、後にコーネル大学において、研究室および実地の両方で自分の研究をする一方、この分野の最新情報には遅れをとらないようにしてきました。

栄養学の専門家として、重要な欠陥があるにもかかわらず、低炭水化物ダイエットの人気と商業的成功にまず驚きました。高タンパク、高脂肪食の研究では、一貫してこれらが健康に悲惨な影響を及ぼし、長くは続けられないし、長期的には減量も達成できないことを実証してきました。だからここで、このダイエット法が魅力的に思える理由をいくつか指摘しておくことは有用だと思います。

減量を目指す人が、過去においても現在でも、これまでと大幅に異なった減量法を試してみたい気持ちになるのは想像できます。現在、数百万人の米国人が減量に挑んでいます。

食品製造業者および販売者が、体重を減じる、そして低体重の維持を目的とする食品で市場を満たしています。テレビコマーシャルや情報番組が、体重を削り減らす多くの新装置、運動

アメリカ（成人）における肥満の割合（BMI≧30）（1990年）

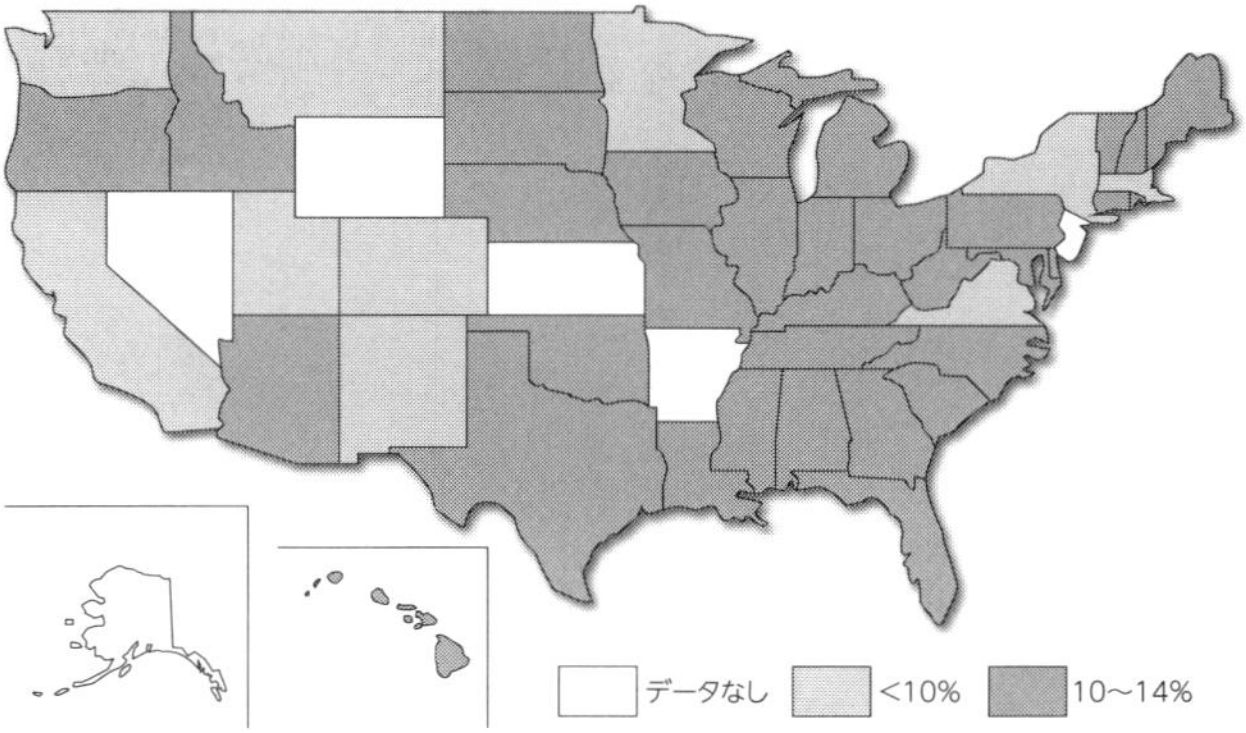

出典：Behavioral Risk Factor Surveillance System, CDC.

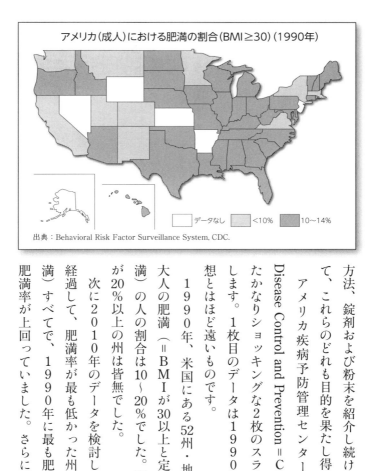

方法、錠剤および粉末を紹介し続けています。そして、これらのどれも目的を果たし得ていません。

アメリカ疾病予防管理センター（Centers for Disease Control and Prevention＝CDC）が発表したかなりショッキングな2枚のスライド映像を紹介します。1枚目のデータは1990年のもので、理想とはほど遠いものです。

1990年、米国にある52州・地区のうち46で、大人の肥満（＝BMIが30以上と定義した場合の肥満）の人の割合は10～20％でした。肥満の人の割合が20％以上の州は皆無でした。

次に2010年のデータを検討してみます。20年経過して、肥満率が最も低かった州（肥満率25％未満）すべてで、1990年に最も肥満だった州より肥満率が上回っていました。さらに、12の州で大人

アメリカ(成人)における肥満の割合(BMI≥30)(2010年)

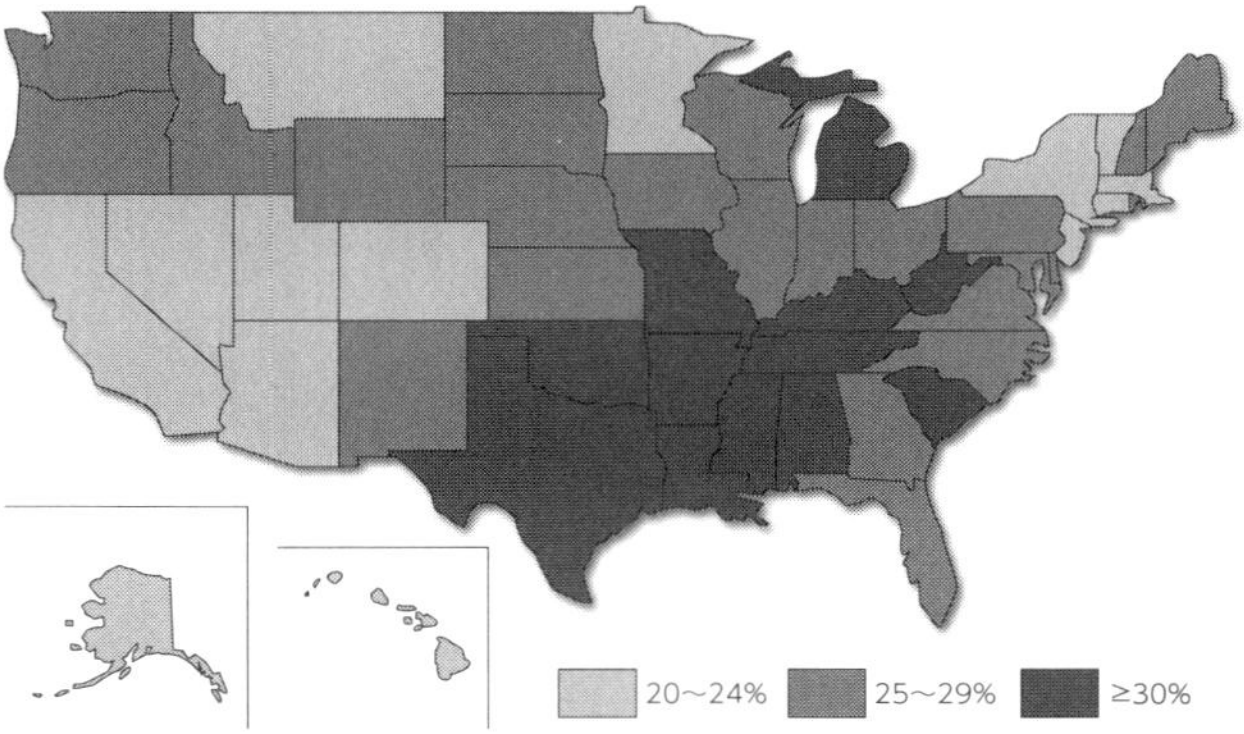

出典:Behavioral Risk Factor Surveillance System, CDC.

の肥満率が30%を超えていました。

スライド化されていませんが、2011年のデータには、大人の肥満率35%以上という新しい区分が設けられました。その該当州はなかったものの、アラバマ州が34・9%ときわどいレベルに達していました。CDCは明らかに時代の趨勢を読んで将来を見ています[3]。

膨大なダイエット産業の規模と、それらが結果を出せない現状を考慮すると、別の方法が人気を得るのは自明でした。低炭水化物ダイエットがこの機を制し、急速に人心を獲得し、市場シェアを伸ばしたのです。ではなぜ、低炭水化物ダイエットが他の新しい方法よりも勝ったのでしょうか?

その主たる答えは「宣伝文句」です。この点において、私はロバート・アトキンスに脱帽します。私の栄養科学分野の新著『WHOLE（全体像）：栄養科学の再考（２０１３）』の主要テーマの１つは、人々に深く根づいた世界観、パラダイムを突き崩すのは悪魔的に難しいということです。

しかしながら、アトキンスおよび彼の支持者たちは、１世紀に遡る常識を覆し、これまで悪役とされた食品の脂肪分およびコレステロールを「栄養素のヒーロー」と名指しし、反論者たちや自らの考えに反する結果を導く研究を攻撃しました。前者（脂肪）は、アメリカ人に地球上で最も非健康的といえる食品類を罪悪感抜きで多食する認可を与えただけでなく、また、そんな食事に誉れと優越気分を感じさせました。アトキンス狂いの感動的な言語的遺産が、「ローカーボ（糖質制限）」という言い回しであり、この表現がそれまで最も健康的と考えられていた植物主体の食事を、「危険で太るからダメ」類に嵌《は》めこんだのです。

この主張は明白な理由で瞬時の効果をもたらしました。数十年の間、減量はサラダだけの耐乏生活、あるいはグレープフルーツの半分もしくは無脂コテージチーズのみの気の滅入る昼食、蓄電池の酸の味のするダイエット・ソーダを飲む生活を強いられて初めて可能と教えられてきた人たちが、急にステーキ、ベーコン、牛脂、クリーム・チーズ、オリーブ油、マヨネーズ、卵等をタップリ食べてよいといわれたのです。〝楽しい食事〟が復活したのです！

驚くなかれ、このダイエット方法は、初めの段階では体重を減らしたのです。医師および公共健康機関関係者が長年避けるべきと警告していた食品類が、味がせず、食べる喜びをすべて奪ってしまう脂肪ゼロの加工食品よりも、ダイエットには実際に効果的というのです。

アトキンスの信者たちは、罪悪感抜きでタンパク食への欲求を満たすことができるだけでなく、いまだにサラダを食し、ダイエットクラスに通ったり、摂取カロリーの計算をしている〝馬鹿者〟たちを見下す気分になれたのです。

アトキンスのダイエット法は減量中の消費者たちに朗報だっただけでなく、畜産、酪農業、および鶏卵業者に恩恵をもたらしました。これらの生産業者たちは、新たな「低炭水化物（＝糖質制限）」という科学を武器に、これまでの公共の場における自分たちの生産品に対する非難に対抗できるだけでなく、販売の増加を見たのです。

低炭水化物ダイエットをめぐる概観

もちろん、生み出されたすべての低炭水化物ダイエットが同等のものではありません。実際、アトキンスが生み出した「低炭水化物」ダイエットは多くの異なった食事法と、食事哲学を包含するようになっていきました。これらを束ねるのは、中身よりマーケティング手法であり、炭水化物に対する嫌悪と恐れを共有し、タンパク質と脂肪を主要なカロリー源とする食事を推奨する点でつながっています。

アトキンス・ダイエット

近年の糖質制限運動の父はロバート・アトキンスですが、彼が著書の中で認めるとおり、低炭水化物の概念は彼が思いついたものではありません。この種のダイエット法を最初に登用したと記録されているのは1860年代の英国人の葬儀屋ウィリアム・バンティング（William Banting）であり、彼が66歳の時、医師ウィリアム・ハーベイ（Willam Harvey）の勧告にしたがったとされます。

この時バンティングは、低炭水化物ダイエットを始めて2～3週間で体重が減ったので、長期的に実施したいといいました。著者の把握している限り、この時のバンティングのダイエットの長期的な結果は明らかではありません。ほぼ1世紀の間に、さらに数人の医師が患者に低炭水化物ダイエットを試したようですが、1972年の『Dr. Atkin's Diet Revolution』の出版までは、そのアイデアは大衆の意識に根づくには至りませんでした。

アトキンスは2003年に死亡するまでに、低炭水化物ダイエットの好評の波に乗る形で、多くの追加図書を刊行しました。彼の専門家としての人生は「帝国」へ変貌しました。私が本書を執筆している2013年の時点で、1988年出版の『アトキンス式低炭水化物ダイエット』(邦訳名)は150万部を売り上げ、アトキンス公認商品の製造・ライセンス貸与を商売とするAtkins Nutritionals, Inc.は100万ドル単位の年商を上げていました。低炭水化物ダイエットと関連した肥満、アルツハイマー症、前立腺がん、その他疾患の研究費を賄うのがアトキンス財団(The Atkins Foundation)です。

アトキンス帝国は、創始者の死去と、2004~05年における経営の不手際を経て倒産に向かったにもかかわらず、現在でもダイエット市場において大きなシェアを占めています。

低炭水化物ダイエットの波及

お金の匂いに惹かれて、数多くの医師や著作者が独自のひねりを加えた低炭水化物ダイエット法の著作、ダイエット法、商品を発表するに至っています。なかでも有名なのが、Mary DanとMichael Eadesの『Protein Power(プロテイン・パワー、1995)』、Barry Searsの『Enter The Zone(1995)』(邦訳『ゾーン・ダイエット』PHP研究所)、Peter D.Adamoの『Eat Right 4 Your Type(あなたのタイプにあった正しい食事、1997)』、そして、

Loren Cordainの『The Paleo Diet（パレオ・ダイエット、２００２）』、Arthur Agatsonの『South Beach Diet（２００５）』（邦訳『サウスビーチ・ダイエット』（アスコム）、Eric Westmanの『The New Atkins For A New You（新しいあなたのための新アトキンス・ダイエット、２０１０）』等があります。

子どもがきょうだいの中で目立とうと努力している時のごとく、これらの著作や支持者たちは、同類のダイエット法との違いを強調することに多大なエネルギーを費やしています。『サウスビーチ・ダイエット』の場合は、バターのかわりにオリーブ油を使い、肉は脂分の少ないものを優先的に使うと主張します。『プロテイン・パワー』は、多量の水分およびサプリメントの摂取を説き、低炭水化物食の不適切さを補います。『ゾーン・ダイエット』では、低炭水化物食をあたかも否定し、タンパク質を30％しか摂らない食事法で満たし、同様に、糖質（炭水化物）を総カロリー摂取の半分以下に抑えることを推奨します（これでは相変わらず低炭水化物食である！）。

ホールフード（自然食）が良いと強調する『パレオ・ダイエット』でさえ、単に低炭水化物・高タンパク・高脂肪法のさらなる変形にすぎません。これらの波及体はすべて、ヒトの食事全体の中でのほんの狭い一部を占めるにすぎないのです。

炭水化物嫌悪症のほかに、これらの著作者たちには2つの共通点があります。第1に、彼らは科学研究の経験がないこと、さらにシェイク、粉末、栄養エキス、油脂、バー型固形食品やチョコレートまで、それらの販売で膨大な利益を上げているだけでなく、ライセンス供与や認証シールのビジネスでさらなる荒稼ぎをしているのです。

このような差別化やマーケティングの総合的な効果で、低炭水化物＝糖質制限が文化レベルで標準化してくるに至ったわけです。飲食店も当たり前のように、「糖質制限メニュー」の選択肢を用意します。体重に気をつけている顧客がロールパンを不要とするのが日常となります。20年前なら、「減量のためにベーコン、バター、牛肉を食す」と聞けば眉を上げて驚いたり、人によっては正気かと疑ったりしたものですが、それが現在はごく標準的な減量法となっています。不条理も多く繰り返されると、真実に見えてくるということです。

低炭水化物ダイエットの実態

すでに述べたとおり、低炭水化物ダイエットは短期間の減量にはとてもよいものです。しかし、このよい結果には大きな不利益が不随してきます。低炭水化物ダイエットは、体重超過にだけターゲットをおき、体重超過を起こした原因には注意を払わないのです。肥満を起こした原因は他の症状にも影響を及ぼします。低炭水化物ダイエットは、しばしば肥満の原因そのものや他の病状も悪化させるのです。

原因に注目することと症状を治療することとの違いは何なのか？　例えば、芝が茶色いというのは症状です。見てくれが悪いし、隣人からは首を振りながら陰口を聞くほど恥ずかしいことかも知れません。「見てごらん、庭芝をあんなにしてしまって」「なぜ、何もしないのか？」とつぶやくかも知れません。

そこに芝メンテナンスの専門家が現れ、解決策を提言します。

緑のペンキです。

「ほら、これで、あなたの問題は解決しました！」

いいえ、そうではありません。

芝はペンキで一時的に青々としますが、すぐにペンキがはげたり流れたりし、再度ペンキ屋を呼びつけることになります。ペンキを塗っても、芝生の色を茶色くしたもとの健康状態には何の改善ももたらしていません。逆にペンキが有毒であった場合には、芝生の健康状態を悪化させかねません。青々とした健康的で自然の緑色の芝を欲するなら、土を改良し、栄養素を加え、有害物は除去し、適切に水分補給をし、環境にあった芝の種を選ぶ必要があります。別の言葉でいうと、「目に見える表層の症状ではなく、根本原因に注目する」ということです。減量を目指すあなたが、低炭水化物ダイエットがそうであるように体重減のみに関心を集中させるのは、芝にペンキを塗るのと同じくらい非生産的です。

低炭水化物ダイエットの一番の欠陥は、結果が短期的なことです。したがって、長期的には体重を減らし、その効果を維持させるという利用者への公約を果たしません。

多くの人を対象とした観察研究によれば、長期にわたる動物食と高度に加工された食品の摂取を反映する高タンパク・高脂質食は、肥満と相関することが多く、健康問題への影響が大きい(4)のです。

アメリカ人は、医療と医療技術の進歩にかかわらずどんどん体重が重くなり、より不健康になってきています。われわれは、がん、心臓疾患、脳卒中、糖尿病、その他多くの肥満と密接な関係のある疾患の罹病率の低下に全く踏み込んでいません。肥満というものは糖尿病や高血圧と異なって、より目につきやすい問題の象徴なのです。

本質的に、肥満のまん延と健康危機はコインの表裏です。一方の解決なく、他方の根治はありません。これは個人1人ひとりの問題であると同時に社会全体の危機なのです。肥満は、高血圧、血管の詰まり、狭心症、慢性的息切れ、腹痛、めまい、便秘その他多くの症状と同様に「病気の症状」なのです。多くの場合、肥満を独立した別個のもの、別個の病気のように扱いがちですが、これは間違いです。

健康的な体重と体の全般的な健康には多くの重複点がありますが、決して同義語ではありません。がんを患うと、体重を大幅に失い、死亡したときには減量を固定化することができますが、この解決法は推奨しません！ 低炭水化物ダイエットを唱える人たちは、体重低下を「トロイの木馬」として利用し、人々に食生活と健康の改善を手引きしています、と甘く解釈をすることができるかもしれませんが、この寛大な解釈を裏づける証拠はありません。

アトキンス氏自身は、死亡時、高タンパク・高脂質食の結果として知られるとおり、肥満でかなり体調が悪かったのです[5]。アトキンス陣営は、この食事法が健康に与える長期的な結果である破滅的なデータを真剣に考えていないことは明らかです。

次の2つの研究論文が、他のどの論文よりもアトキンス・ダイエットの結末を最も明らかにしています。なぜなら、その論文はアトキンス・ダイエットの支持者により発表され、その研究はアトキンス協会の出資で行われたからです。

アトキンス・ダイエットのユーザーと、一般的な「低脂食ダイエット」[6]グループ（全摂取カロリーの30％のみを脂肪から摂取）をコントロール群とした比較調査では、アトキンス法利用

者はコントロール群に比較して、

- 便秘（アトキンス法68％に対しコントロール群35％）
- 頭痛（同60％対同40％）
- 口臭（同38％対同8％）
- 筋肉の痙攣（同35％対同7％）
- 下痢（同23％対同7％）
- 全身虚弱（同25％対同8％）
- 発疹（同13％対同0％）

という問題が指摘されています。サプリメントのビタミン類を服用していたアトキンス・ユーザーさえもです。

もう一方の調査報告書でも同様に、[7] アトキンス・ダイエット実施者における便秘（罹病率63％）、頭痛（同53％）、口臭（同51％）の多い傾向が報告されています。報告されているアトキンス・ダイエットの副作用には一貫性があり、調査結果は納得できます。

高脂肪で高タンパクのすでに質の悪い米国標準食（ＳＡＤ）と比べてみても、さらに高脂肪・高タンパクであるアトキンス・ダイエットは、より短期でずっと悪い健康結果となります。

それにもかかわらず、なぜダイエットする人たち・減量者たちは詐欺もどきの低炭水化物ダイエットを信じるのでしょうか？　これがまさに「低炭水化物ダイエット」の論点の説得性です。これら論点が科学的に一貫して否定されているにもかかわらずです。

ゲーリー・トウブズによる「低炭水化物ダイエット」の策略

最高のウソは一片の真実を含むといわれますが、当世一、雄弁で影響力最高の低炭水化物ダイエットの擁護者で、同運動のスポークスマンといわれるジャーナリスト、ゲーリー・トウブズ（Gary Taubes）の言動もそのとおりです。トウブズの2冊のベストセラー『Good Calories, Bad Calories（良いカロリーと悪いカロリー、２００７）』『Why We Get Fat（なぜ、我々は太るのか、２０１１）』は、低炭水化物食を楽しくし、多くの人が従わずにはいられないものにしてしまいます。

低炭水化物食を支持する作家はもちろんトウブズに限りません。しかしながら、彼の文章が最も包括的で証拠に富んだ表現をしているがゆえに、彼の文章を中心に批評を進めることにします。彼の作品がうっかりと、低炭水化物提唱者に共通する間違いの多くや理論的な問題、策略の概要を提供しているからです。トウブズの間違いを指摘し、間違った理由づけを明らかにすることにより、低炭水化物ダイエット全体としての失敗と知的貧困さを示そうと思います。最初の、そしておそらく一番の問題は、歴史の誤認識と「低脂肪ダイエットと肥満症の間に関係が存在する」と仮定したことです。トウブズは、低炭水化物ダイエットを支持する証拠に関心がある人の必読書とされる彼の著書『良いカロリーと悪いカロリー』の中で、この歴史を解説しています。トウブズの解説は包括的である一方、解釈は、いってみれば創造的です。

トウブズの正しい部分

トウブズの論述は、たった1つの正しい部分である「カロリー計算は神話にすぎない」と指摘することで始まりました。過去50年にわたる食と健康のいくつかの重要な歴史についても正しく書いています。肥満の原因である生化学の技術的議論の詳細も一部正しい。しかしながら、炭水化物削減の弊害を考慮に入れる時、この正しい部分も有益情報というより、誤解のもととなります。

トウブズの指摘が正しいのは、以前の研究者たちは、研究を計画したり、報告書をまとめる際に肥満および肥満と関連する疾患の原因についての3つの仮説、「カロリー過剰」「脂肪過剰」「炭水化物過剰」を混同していたとの推論です。一般的な体重増加の最初の仮説によれば、われわれの肥満は、摂取カロリーが燃焼カロリーを上回ることにより引き起こされます。これは単純算数計算です。先刻紹介した「より少なく食し、より多く運動する」です。しかしながら、賢明にもトウブズはこの危険な単純化し過ぎた欠陥を見抜きます。

トウブズはさらに、カロリー摂取を減らして長期的に健康な体を作るのは無理であると論じます。現在、プロ・アマを問わずほとんど認識されていない重要な点です。多くの人が、超低カロリー摂取を短期的には実行できますが、長続きさせることはできません。

これは意志力の問題ではなく、われわれの体が生物学的に、健康を維持し病気発生を抑制する体制を低カロリー摂取の状態では維持できないことによるのです(8)。

トウブズは、消費されるカロリーが重要なのではなく、カロリーがどのように代謝され、どのように体全体に供給されるかが問題であると論じます。私は本書の数ページを割いて、改めてこの課題を詳細に取り上げることにします。

実際、トウブズの説では、カロリーの消費は肥満の結果であり、肥満の原因ではありません。体重増加には別の理由があります。肥満により、重い体重を維持するためにより多くのカロリーが必要となります。他の要素が肥満を招いているのです。摂取されたカロリーがどのように代謝され利用されているかによるのです。

私はトウブズがカロリー仮説を打ち砕いたことを称賛します。私自身、昔から「カロリー摂取、カロリー燃焼」の仮説には反対で、これには注意をもって接するべきといってきました。また、カロリーを構造と形態がある分子のように、物理的な存在として扱わないよう注意しなければならないといってきました。そうでないと、カロリーをさらに重要なものと考えてしまうからです。

カロリーは単に分子の中に含まれる熱量の値です。特に原子どうしを結合する化学結合に含まれる熱量です。

マキの束を考えてみましょう。直接見たり感じたりはできませんが、木材の束にはエネルギーがあることを知っています。マッチで火をつけると、木材が炎になるのを見て、エネルギーがほとばしり出ていることを感じます。栄養素のカロリー量は、栄養素が燃焼する時に放出される熱量で計測されます。これを計測するには、食品の重量の大半を構成する主要栄養素である「脂質」「タンパク質」「炭水化物」が、管理された実験室環境で燃焼される際の温度変化が放出熱量として測量されます。私自身は発熱量を「エネルギー」と称するのを好みますが、親しみやすい「カロリー」の呼称が一般化しているので、これにしたがうことにします。目に見える体重の増加・減少につながるカロリー数は微小であることも、私がカロリーを強調することを避けたい理由です。1日の食事を考えた時、50カロリーの違いは、小さじ1杯以下の油相当であり、気がつかないほど少量です。しかしながら、1日に50カロリー余分、もしくは少なく体に取り込むことは、理論的には年間5~10ポンドの体重増または減となります(9)。問題は、カロリーの摂取と貯蔵が同じでないことです。カロリーの貯蔵は、われわれが計算により意識的に制御できるものではありません。この点でトウブズは正しい。極端な場合を除き、数値としてのカロリー摂取またはカロリー消費は、中国での調査結果が確証したように、たいした問題ではないのです(10)。

トウブズはどこで間違ったのか

「悪いカロリー」はどこから来るのかの同定の段階で、トウブズは事実から離れていきます。トウブズは、カロリー源としての炭水化物の摂取過剰がすべてのダイエット問題の根底にあると考えます(先ほど述べた3つの仮説のうちの3番目のもの)。彼の視点では、砂糖(グラニュー糖、ショ糖）と他の炭水化物（すなわち、でんぷんや果糖などの精製炭水化物）が、米国および他の世界の多くの国における肥満症まん延の原因だとします。

彼は米国における肥満急増の原因を、米国政府が2番目の定説「脂質のカロリーが人間を太っちょにする」を推奨したことに起因すると考えます。トウブズの考えでは、政府が主唱した脂質低減方針が脂質を糖質に置き換えるよう促したため、手短にいうと「政府が脂質過剰を問題にしたことで、脂質の代わりに炭水化物を多く摂るように促したことになったのが問題なのだ」といいます。

トウブズは歴史的および科学的考察に基づき、過剰脂質の摂取は、政府の指摘のように過去30年間の急激な肥満の増加に貢献していることはないといいます。

多くの読者が低脂質食品を摂りなさいとの勧告を耳にし、低脂質食商品が市場を席捲しているのを目にしています。トウブズは、食品科学分野の専門家がなぜ問題の理解を誤っているかの一見もっともらしい分析を行っています。これら専門家が間違ってしまったのは、一部には想像力に欠けるということと、一部には世間の観念にすっかりとらわれてしまい、馬鹿にされたり、専門家の立場を危うくされないために、すっかり一般的になってしまった低脂質に焦点をおく仮説に、専門家としての挑戦をする勇気を失ってしまったからだといいます。

トウブズの意見では、「炭水化物ではなく、脂肪が一番のエネルギー源であるべき」なのです。脂質はよい。脂質は単に一時的に体に取り込まれ、体内でのちに脂肪組織に変換されるだけのものではないというのです。

これ以上解説を進める前に、炭水化物とは実際何であるかを考えてみましょう。トウブズが「科学者はこの栄養素の特性を解っていない」と非難しているので。

私の見解では、炭水化物の定義や意味を理解していない〝種族〟は、トウブズのようなジャーナリスト、企業のマーケティング担当者、そして一部臨床医です。

炭水化物の多様性

炭水化物は、ほぼ植物にのみ含有される栄養素であり、単純なものからたいへん複雑なものまでに至る化学分子の集合体です。

単純炭水化物には各種単糖類（ブドウ糖、果糖、ガラクトース、マンノースなど）と、単糖類分子が2個化学結合した糖である二糖類（ブドウ糖と果糖が結合したショ糖であるテーブル・シュガーとか、ブドウ糖とガラクトースが結合した乳糖であるミルク・シュガー）があります。

3個以上の単糖類分子が結合して鎖状になったものや重合したものをポリサッカロイド（多糖

類）と呼称します。

多糖鎖に含まれる最も一般的な単糖は、血糖と同じ分子でもあるブドウ糖（グルコース）ですが、ある種の食べ物では果糖がブドウ糖と同じくらい多い。ジャガ芋、穀類に含まれる主要ポリサッカロイドであるデンプン質は、ブドウ糖分子の形成する長い鎖型のポリサッカロイドです。

単糖分子と二糖類を一緒に「単純炭水化物」と呼びます。これは分子サイズが極めて小さく、水に溶けやすく簡単に消化され、血液中に吸収されます。一部の専門家はデンプン質を「単純炭水化物」として扱っています。デンプンも水溶性（水に溶けてゲル化するかペースト状になるが）で、消化の過程で簡単にブドウ糖に分解され血液中に吸収されます。

炭水化物の他のタイプはもっと複雑です。単糖分子による鎖が精巧な網目状のポリマーを形成し、それにアミノ酸や脂質様の分子の側鎖を含む場合もあります。これらのポリマーのネットワークが、多様な化学的、物理的、栄養学的な特性を発揮します。

例えば、「食物繊維群」と一般的に呼称される大きなグループの物質は、同系の単純炭水化物と違い、一般に腸内で消化・吸収されません。にもかかわらず、これら複雑な繊維様の物質は、人体の生物学的活動にかかわり重要な役割を果たします。これらの繊維は腸内微生物により、人体の他の部分、特に小腸において有用な物質に分解されます。単純炭水化物と複合炭水化物が共同作用する時、エネルギーの補給を含む多様な健康効果を人体にもたらすのです。

自然界で多様性に出会う時、われわれはその多様性を決して不必要、もしくは煩わしいと無視してはなりません。炭水化物の多様な消化難易度や機能には重要な意味があります。これにより、体はいろいろな状態に適応できます。迅速で爆発的なエネルギーの供給から腸管内の他の栄養素の消化吸収促進まで。

二糖類であるスクロース（ショ糖）が主成分であるテーブルシュガーを単体で摂取することは、人体に有害であるのは事実です。砂糖キビもしくはテンサイから抽出されたショ糖を単体で他の食品に添加した場合、栄養学的にほとんど、もしくは全く健康に対する効果がないことは知られています。最近商業的に開発され利用が進んでいる高果糖コーン・シロップも単糖です。[11] 最近の研究によれば、コーン・シロップはショ糖と同様もしくはより重篤な有害性があるといいます。[12]

糖質制限運動にこの事実を利用するべく、トウブズはこの結果をひとひねりします。精製した砂糖が有害なら、砂糖を含むすべての食品（炭水化物）が有害に違いない。この理由づけは、伝統的な論理学からみても間違いです。この理屈の欠陥は、植物に含まれるもう1つの炭水化物である食物繊維を自然のままの状態と、加工した後に単離し、自然の状態から分離した物質として摂取した場合の効果を比較してみた場合にも強調されます。

食物繊維はさまざまな植物から抽出され、この繊維がマフィンその他の調理品に「ブラン」として配合されます。販売担当者は、ブラン入りパンや焼き菓子について、食物繊維の健康への効果が調査研究で検証されているので「健康によい」といいます。しかし、ブランが植物から抽出され、パンや朝食用シリアルのように精製されバラバラにされた食品に突っ込まれたところで、われわれの（健康の）助けにはなりません。

ブラン添加物が、重篤な健康問題のある指標（血中マーカー）の悪化を抑えるとの結果はありますが、私自身は長期的にみるとブランの添加が実際にこのような問題を予防したり治癒する選択肢となるための証拠を見つけられません。[13]

多様で複雑な形態の食物繊維を含むホールフーズ（自然食品）は、いずれも大腸がんの罹病率の低下、血中コレステロール値の抑制、乳がん罹病につながるエストロゲン値の低下と関連づけられています。これら自然食品から単離されたブランの利用は、健康上のメリットよりマーケティング上の利点によるものです。このことは、ブランに限らず多くの単離された栄養素にあてはまりますが、健康効果は疑わしいだけでなく、実際有害な作用も引き起こすのです。

もし、トウブズと彼の低炭水化物仲間が、精製された（いい換えると）抽出された砂糖の摂取に反対なら、そう表明してほしい。そうしたら、私はわれわれの食事から砂糖を排除する十字軍の最初の1人となるでしょう。彼ら低炭水化物信奉者は、砂糖だけでなく、炭水化物全体を同じグループにくくり、同じ汚名で食卓から葬ろうとしています。これは、あさはかで不誠実な行動です。

トウブズは、他の低炭水化物応援団の輩と比較するとやや注意深いけれども、完全ではありません。彼には砂糖を炭水化物全体とは違うものだということが大衆の間でささやかれていることだけを許容せず、積極的にその違いを強調してほしいのです。

果実、野菜、全粒穀物はすべて炭水化物含有量が多いのですから、これらの食品をすべて「糖質群」としてくくってしまうと、植物性食品を砂糖と一緒に悪役に分類することになります。炭水化物の少ない食事は、おのずから高脂質、特に不飽和脂肪の多い食となることは避けられません。これは、糖質を減らした分、エネルギーおよび他の栄養素供給源として、おのずと大量の動物系食物に依存することになるからです。したがって、低炭水化物ダイエットは事実上、動物食の多い食事であり、他方、低脂質食は必然的に植物由来の食事が中心と定義されることになります。

私の経験から、低炭水化物ダイエットでは動物由来の食事（高タンパク、高脂肪）が強調され、この要素が低炭水化物ダイエット支持者の最大のモチベーションになっています。トウブズが炭水化物の定義と意味合いを単純化したことにより、著しく変化した人々の食物摂取の様式は重大な結果をまねきました。低炭水化物食への移行は、抗酸化物質、複合炭化水素、ビタミンおよびある一定のミネラル類の人体への摂取を大幅に制限しただけでなく、さらにエネルギー源を炭水化物から脂肪に変更し、タンパク質摂取を必要摂取量をはるかに越える量にまで異常に高めたのです。

これがなぜ恐るべき事態なのか？　なぜなら、人体のエネルギー需要をどの種類の食品で満たすかが、われわれの健康状態の良否を大きく左右するからです。

カロリー数 vs カロリーの発生源

もし、トウブズの「良いカロリー、悪いカロリー」を、「良いエネルギー源、悪いエネルギー源」といい換えてよいなら、筆者は、少なくとも原理としては彼に同意します。植物由来の食事と動物由来食では、栄養の中身が大いに異なり、食事で何を食べるかということが、カロリーの発生源を問わずカロリー数値のみに過度に執着するよりはるかに重要であるからです。

例えば、食物中のタンパクの量とがんの成長の関係について、1970年代から1990年代にわたって行われた25件以上の動物実験の結果が多数の論文で報告されています。最小量のタンパク質（総カロリーの5％）を摂取したグループが、高タンパク質食の他のグループに比較してはるかに低いがん罹病率を示しました。この低タンパク質グループが平均2〜3％より多い総カロリーを摂取したにもかかわらずです。これは、総カロリーが多くても、がんが少なかった重要な観察です。

この結果を同僚に理解させるのは難しいことでした。結果が彼らの昔からの思い込みとは正反対だったからです。一般的な考えは、「総カロリー摂取の増加はがん（およびその他の疾患）の増加につながる」というものでした。

これらの思い込みは、カロリー数量を思い切って20〜30％減らした時、がん罹病率が下がったという過去の研究結果の知見に基づいています(14)。

より多くのカロリー摂取ががんの低減につながるとの事実には、われわれ自身も当初困惑を感じたものです。そこで追加の研究調査を重ねたところ、これは「摂取タンパク質がどのように体内に分布されたのか」と「摂取エネルギーがどう利用されたのか」にあるということを究明しました。低タンパク食すなわちプラントベースドホールフーズ（ＰＢＷＦ＝植物由来の自然食品 ※訳者注：原文はホールフーズプラントベース＝ＷＦＰＢと表記されたりしているが、本書ではすべてプラントベースドホールフーズ＝ＰＢＷＦと表記した。意味は全く同じである）では、摂取カロリーが体の熱の産生[15]や自主的身体運動に消費され[16]、エネルギーが脂肪として体内に蓄積される割合を減らしました。

実験動物を使ったわれわれの実験では、低タンパク食を与えられた動物は酸素消費が増え、エネルギーが体温を高めるのに消費され、体脂肪となるのを防ぐ働きをする褐色脂肪組織が増殖しました。このプロセスは「熱産生」と呼ばれることもあります[17]。

手短にいうと、上記の２つの調査結果を含め、低タンパク食による熱産生の増加と身体運動の増加がエネルギーを体脂肪の蓄積から遠ざけるという多くの研究から、体重の増減を決定するのはカロリーの摂取量ではなく、カロリーが体内でいかに使われているかである点が確認されたのです。

この結果はラットで確認されたのみでなく、中国の農村地帯におけるわれわれの観察結果でも矛盾なく見られました[18][19]。同国における体重当たりのカロリー摂取は、西欧におけるカロリー摂取に比較し大幅に大きかったにもかかわらず、中国の平均肥満指標値ＢＭＩははるかに小さいのです。つまり、中国人はたくさんのカロリーを摂取しているのに（より活発な身体活動を考慮しても）体重が少なかったということです。動物実験の結果と同様、この人たちは低タンパク（その分だけ高炭水化物）で、ほとんど植物性の食事です。

イギリスの研究者グループの調査によれば、[20] 中国の人々は、動物実験の場合のように、摂取カロリーを身体活動時に熱産生に消費していたと考えるのが妥当です（私は、これを人が高脂質・高タンパク質の食事をした後に感じる気分の低迷に対し、低脂質・低タンパク質の食後に感じるエネルギッシュで軽い感覚というように理解している）。さらに、ほんのわずかな体内のカロリー分布（1日あたり50カロリー）がたった1年間で体重の変化にかなりの影響を及ぼすことを思い出してほしいと思います。

中国の調査から学べるのは、PBWFで高炭水化物食を摂取すると（総エネルギーの75〜80％が植物由来である）、エネルギーが脂肪として体内に蓄積されるより身体運動と代謝熱産生に配分されることにより、体重増加が最少化されることです。

つまるところ、体重増加はカロリー摂取の数値とは全く、もしくはほとんど関係なく、体内でカロリーがどのように使用されるかだけに左右されることになるわけです。

文脈からはずれた研究

これまでの理解不能、挑発的、かつ論理的にしっくりこない発見を聞くと、いったいこれは信用できる情報なのかという疑問が湧きます。トウブズは、彼の論理の裏づけの「証明」として数百の研究を引用していますが、私は、彼の主要な結論「低脂質食は人々を太っちょにする」には、何の科学的・歴史的な裏づけもないと主張できます。なぜそういえるのでしょうか。

それに対する回答は、研究というものが一般的にどのように行われるのかということと、科学者やトウブズや私が研究結果をどう解釈するかにかかっています。

トウブズは、限られた枠内に限定された研究から得たとても複雑な結果を用いて、彼独自の話を創り上げました。このような孤立した事実ばかりをつなぎ合わせると、説話が個人的な偏見に強く影響を受ける危険性がより高くなります。特に、最終産物が専門家の評価と精査を受けない場合にはそうなりやすい。そして、トウブズの仕事は、プロの資格のある同業者によって評価されたことはないのです。

トウブズのケースでは、さらに検討すべきことがあります。彼が批評している研究はどれも彼の研究ではありません。彼は科学者ではなく、彼自身は実験的研究を行っていないのです。このことから、彼がこれらの異なった細部から構築した物語のすべてが、彼がすでに形成した偏見の影響を受けている可能性が高いのです。研究に携わる科学者は偏見と無縁ではありません（私の自著『WHOLE』でも述べたとおり、ある種の偏見は科学者の世界の風土の一部である）。しかしながら、科学者は自分の研究結果と争わなくてはならず、結果を無視するフリはできません。トウブズのように都合のよい真実をチェリー・ピック（良いとこ取り）する余地は制約されるのです。

トウブズが彼の証拠を選択した方法は、陪審員の選択に唯一、1人であたる検察官に似ています。陪審員は善良な市民であるにせよ、全人口の中で検察官の意見に賛同するほんの一握りの住民が選択され、検察側の主張に同調する特性と見解を所持するケースです。

したがって、トウブズの引用する個々の文献を、いくつかの重要な課題に基づいて慎重に検討する必要があります。

- 文献の結果に影響を与えうる多くの実験要素（材料）と環境
- 実験設計の妥当性
- 統計的有意性のレベル

- 該当する個々の研究のみならず筆者たちの一般的な出資者たち
- 文献掲載誌の専門的評判
- データ解釈の手法

科学研究の手続きに馴染みのない多くの読者にとって、この課題の評価は簡単ではないでしょう。科学実験の研究者の場合でも、その人が類似分野の研究に直接携わっていない限り、安易に評価できるとはいえません。

私自身、厳粛な調査と解釈を実行するために、トウブズのすべての参考文献を取り寄せてはいないと白状します。彼のまどろっこしく、問題の多い参考文献の選び方が文献検索を困難にするからです。(21)

そのため便宜上、私は、トウブズが彼の低炭水化物ダイエット法の体重減、糖尿病の罹病率減等の健康上の価値を（往々にして間接的に）支持すると信じている根拠を好意的にそのまま受け入れる選択をしているのです。

その根拠が同様に信頼できると想定した場合でも、問題が残ります。トウブズは、低炭水化物食がダイエット初期に米国標準食（ＳＡＤ）に比して、体重、血中脂肪、循環インスリン値を減少させるなど、低炭水化物食を支持する研究結果になることを説明するためには、個々の結果がそれを支持しているようにみえたとしても、全体として機能しているとは説明がついていない個々の細かな結果を無理やりつなぎ合わせなければならないのです。

最初にわれわれは、トウブズが結論づけに際して使用する基本的なこと、すなわち、炭水化物に関する場合、一般的に真実だと受け入れられているが実際には真実からはほど遠い、体の機能の詳細について見直す必要があります。

トウブズの出発点は正しいのですが、体のエネルギー発生と新陳代謝の結果についての彼の視点は視野が狭い。代謝は体内の数えきれないほど多くの事象と相互作用を行うからです。

炭水化物が摂取され、食物が腸内で消化され、ブドウ糖が形成されます。ブドウ糖は血液中に吸収され、インスリンの助けで細胞内に入り酸化する過程でエネルギーを発生します。この時、人は空腹を感じますが、これは細胞内のエネルギー需要が食物を摂りたいとの欲望として変換されるからです。

エネルギー発生に直ちに使われないブドウ糖は、でんぷんのような多糖類であるグリコーゲンの形で肝臓と筋肉に蓄積されます。エネルギー需要に対応して、グリコーゲンも細胞ですぐにエネルギーとして使用できます。使われなかったブドウ糖のもう1つの行方は、より安定したエネルギー蓄積手段である中性脂肪に変形され、脂肪細胞の中に蓄積され肥満のもととなり

ます。(22)

食事の後、体内のブドウ糖値（血糖値）は上昇し、ブドウ糖は細胞ですぐにエネルギーとして消費されるか、蓄積のため変換されるにつれ、2〜3時間でベースライン（基準値）に戻ります。血糖値も血中インスリン値も、われわれが間歇《かんけつ》的に食事をするのにふさわしい波形を描いて上下します。これは、血中に入るブドウ糖がインスリンの放出を自動的に促すからです。健康な人においては、これは普通に起こる過程です。

しかしながら、多くの人にとって、精製された炭水化物およびショ糖の含有量の多い食事は、血中ブドウ糖値の一貫した上昇をまねきます。この高濃度のブドウ糖レベルを相殺するために、継続的に高い血中インスリン濃度が必要とされ、理由は不明ですが、徐々にインスリンがブドウ糖を細胞に取り込ませる能力が失われていきます（訳者注：最近の研究で、脂質異常症が細胞内脂肪を増やし、これがインスリンの働きを弱め、血中から細胞内へのブドウ糖の取り込みを抑制することがわかってきた）。このインスリン活動の低下または「インスリン抵抗性」に対応するため、膵臓がさらに大量のインスリンを分泌する悪循環が発生し、有害な結果をまねくのです。

より高い血糖値がさらにより多くのインスリン分泌をうながしますが、この状態が長期化すると、インスリン抵抗性が悪化し、血糖値の上昇につながります。この悪循環は、「インスリン過剰」または「グルコース毒性」という疾患と考えることが可能で、これは2型糖尿病、肥満、心臓疾患に見られます。トウブズの説によれば、このサイクルは炭水化物の恒常的な過剰摂取の結果であるといいます。

インスリンには、ブドウ糖の細胞への取り込みを助けたり、ブドウ糖を代謝する以外にも多くの機能があります。インスリンは、ブドウ糖の吸収、代謝、さらにトリグリセライド（中性脂肪）としての蓄積を助けます。この蓄積された中性脂肪は呼び戻されて、エネルギーに変換されるよう代謝されることができますが、血液中のインスリン濃度が高いと、この変換が阻害されます。そのためインスリンが過剰に存在すると、体中の細胞がエネルギー不足になります。この結果、われわれは食べ続け、体がさらにブドウ糖を蓄積するので体重を増やし続けることになるのです。

トウブズによれば、この血中にインスリンが多すぎるという問題に対する最も実用的な解決法は、消化吸収が特によく、往々にして脂肪を作ってしまう精製炭水化物等の高ブドウ糖食を避けることにより、人体のインスリン需要を抑制することであるとのことです。

このトウブズの説には表面的なものも含めいくつかの誤りがあります。炭水化物の消化、吸収、および活用についての基本的な話はほとんどが正しいのですが、彼の主張は精製炭水化物にかかわるものであり、ホールフード（自然食）に含まれるような未精製炭水化物に適用されるものではないのです。さらに付け加えるなら、彼の実験室環境で得られるような短期的かつ本筋から外れた結果の引用は、健康に与える長期的影響と折り合いをつけなければなりません。

実験室ベースで確認され、背景の異なった状況の発見が、現実の実態とかい離する例は多いのです（よく知られた例の1つを挙げると、ビタミンAの前駆体であり、抗酸化効果を有するβカロテンが野菜に含まれ、これが野菜で摂取されると健康に貢献する働きを示すが、サプリメントとして摂取されると非健康的な反応を起こす）。

私の主張を繰り返すことにします。

トウブズの主張の一部は、最新の科学知識に基づいて確かに正しいし、彼が自説を構築するのに利用した研究は高品質のものかもしれません。しかしながら、彼の主張、そして彼の提示する解決法（低炭水化物食）は正しくありません。彼の結論は他の多くの研究から見て孤立しているのです。

トウブズが用いた研究文献は自然環境から単離された事象についての研究です。孤立した事象を組み合わせて一貫性のある説を導くのは、パズルの個々の一片を正しい位置に並置することができる場合のみ可能です。残念ながら、同じ手法を使って間違った結論を簡単に導くことが可能です。

例を挙げると、仮にコカコーラが健康を促進すると証明したい場合は、一方のグループにはコカコーラが提供され、他方のグループは水分を全く与えられない調査を設計することが可能です。コカコーラを飲むグループと水を与えられたグループとの対比でコカコーラの効果を査定するのではありません。これがほとんどすべての食品や健康調査研究の直面するジレンマです。充分なそして正しい種類の題材で、正しく動く仮定を信頼をもって構築できるでしょうか。

私は、特定の詳細に焦点をあてる調査研究（その性質上典型的に還元主義の研究）がすべて偏見を内包しており、価値なしと主張しているわけではありません。うまく構築された還元的研究は、ホリスティックな研究を安定化し、特定の詳細と機能の説明を提供することで、人体の全般的健康に対する理解を深めることに役立ちます。ホリスティックな研究というものは、単に1件の研究からの根拠ではなく、現在入手可能なすべての根拠をもとに結論を得ようとするものです。還元的調査研究は、現実のホリスティックな視点での全体像としての真実の収集作業を目的として実施されるべきものであり、このことは栄養学的研究に特に該当します。

私の著作『WHOLE』に詳細に紹介した伝統的比喩では、6人の盲目の人が象について語ります。1人は象の鼻を触りホースだといいます。別の1人は牙に触れて槍といいます。3人目は足を柱と理解する、と続きます。すべての証言にそれぞれ価値がありますが、個々の証言が導く結論は6人がグループとして描くようにと与えられた仕事である物質の説明とはかけ離れたものとなります。まず、出発点として目指すのは、象全体を個体として理解することだとふまえると、個々の部位の証言が意味をなすことがわかります。

単に一種の疾患、単一の栄養素、もしくは条件から逸脱した1人の患者に注目する研究は、ホリスティックなすべての根拠と合致しない場合、それだけでは証拠にはなりえません。還元的手法に基づく結論が巨視的見地と矛盾する時、巨視的視野を取り下げるのはナンセンスです。

それよりもわれわれは、例外や微妙な差異やより深い理解レベルを探求し、実証された現実と外れ値の調和を考える必要があります。時において、繰り返し実験しても再現できなかった場合、矛盾する観察結果は単なる偶然（統計的に不確かな一貫性のない結果）と判明することもあります。さらに、実験の前提自体に欠陥があると判明する場合もあります。

構築済みの思考体系が説明不能のデータの存在で突き崩されることはほとんどありません。しかし歴史上、例はあります。「パラダイム・シフト」と呼称される現象です。コペルニクスとガリレオが発見した天文学上の異常値といえる観測データが、長らく共有されてきた天動説を突き崩しました。しかし、現存の説に相反する還元的データ1件を見つけて、既存説を無効・無価値と宣言することはできません。

外れ値や既知と矛盾するデータは尊重する必要があります。尊重するということは、真理を厳密に究明・探求することであり、決して単に個人のエゴや利益を追求するという理由でそのデータをドグマにしてしまってはならないのです。

これは、本質的に低炭水化物主張者がやっていることです。全体を包括的に説明する所見を無視することによって、外れた値または矛盾するデータを教義に昇格させているのです。

「低脂質」とは、どのくらい低いことをいうのか？

トウブズが間違っているもう1つ重要な要素は、彼が「低脂質」の定義を明確にしていないことです。実際、低炭水化物提唱者の間における語彙「低脂質」の間違った使用は、彼らの全主張のなかでも言語道断的な不当説明といえます。

低炭水化物（そして高脂肪）食信奉者の糖質制限議論は、食品中の脂質の増加は全然問題ではないとの間違った考えに基づいており、「長年政府の低脂質勧告を忠実に守ってきた国民の誰も、決して痩せないし健康的になっていない」と指摘します。低炭水化物食信奉者は、この政府の低脂質勧告が国民の肥満につながっていると主張します。

しかし問題は、この主張が低脂質食実施者が「低脂質食を実際に実施している」との間違った仮説に基づいていることです。この仮説は正しくない。いわゆる「低脂質食」が実際は少ない脂質とはほど遠いのです。

トウブズが『良いカロリーと悪いカロリー』で述べているところによれば、低脂質食志向に国民が転向したきっかけは、ミネソタ大学教授アンセル・キーズ（Ancel Keys）が１９５０年代に脂肪食と心臓病の関係について発表した研究にあります。キーズはこの研究以前にすでに著名な栄養学の権威であり、第２次大戦中に使用された「K配給食」は彼が調合したもので、それで彼の名を冠しています。彼は同時に良心的兵役義務拒否者出身のボランティアを募って実施された「飢餓実験」で、被験者を飢餓状態におき、栄養欠乏が人体生理に与える研究を実施したことで知られています。

キーズは、大戦後の異例の発見に触発されて研究を開始しました。これは、ミネソタ州で最高の食事と健康管理を享受可能な最も裕福なビジネスマンが、不均一に高い心臓疾患の罹病率を示したことに触発されたことによります。

キーズの知的関心はそれまで、飢餓と兵士たちが戦場において必要とする最低カロリーの研究でした。ですから、それまで、そして現在も信じられている最高品質の食事、動物食の暴食が可能な人が、どうも実際は普通の人に比較してより健康なのではなく、不健康であるとの発見は驚きでした。

キーズは引き続く研究で、高い総脂質量の食事、特に飽和脂肪とコレステロールを多く含む食事と心臓疾患の因果関係を示唆しました。彼は最初にミネソタのビジネスマンを研究し、後に調査を世界4地域の7か国に広げました。

この7か国研究[23][24]は、1970年に論文として発表され、1980年に本になりました。この内容は世界の健康政策にかかわる官僚と政治家に大騒動を引き起こしました。彼は研究の枠を拡大し、同様な因果関係を肥満、糖尿病、そしてがんとの間に発見しました。

キーズによれば、高脂肪食の引き起こすこれら疾患の増加は、グラムあたり4kcalの炭水化物とタンパクに対し、脂肪がグラムあたり9kcalのカロリー濃密食品であり、よりカロリーを摂取するからだと説明しました。当時流行っていた2つの考え方が「カロリーと脂肪がそれぞれ肥満および肥満のもたらす疾患を促進する」ということに簡便にまとめられたのです。

キーズが脂肪、特に飽和脂肪とコレステロールに注目したことにより、これら栄養素を豊富に含む肉と卵を抑制すべきとなりました。彼の研究の人気の高まりの結果、市場では牛乳販売が高乳脂肪品から低脂肪乳、さらにスキムミルクに変化しました（私の育った酪農農家では、牛乳の価格、子牛生産体系がもともと高乳脂牛育種尊重であったのが、ある時、世論から「もはや高乳脂肪乳ではない」と農家がいい渡された時のことを思い出すが、この変化はキーズの研究の結果であった）。

キーズは自身の研究成果を盛んに普及しました。彼は学術論文のほかに、妻マーガレットと協力して2冊の人気料理本を出版しました。『Eat Well and Stay Well（1963）』と『How to Eat Well and Stay Well the Mediterranean Way（1951）』です。典型的なキーズの感傷的な表現を引用すると、「北米人の胃は多数の有害食品の屑入れである」[25]。

私はキーズ氏に2回会いました。1度は私がコーネル大学の大学院生だった時、彼がコーネル大学に講義をしに来た時です。2度目はそのはるか後で、彼は90代でしたが、私が中国における調査結果の講演をハーバード大学で行った時に聴きに来てくれました。

キーズは栄養学の分野で偉大な貢献を行い、研究の生き証人ともいうべく101歳の誕生日のちょうど2か月前まで生き、2004年に亡くなりました。

トウブズの主張では、他のどの研究者や作家よりも人々の関心を集め、脂肪摂取を肥満と不健康の原因に仕立てた犯人がキーズです。トウブズによれば、キーズの研究を土台とする米国政府の政策が健康を増進しなかっただけでなく、防ごうとしていた肥満、心臓循環器疾患、および糖尿病の流行的発生をまねいたといいます。

この解釈は2つのレベルで間違っています。トウブズは、キーズが心臓疾患の減少のための唯一の戦略が飽和脂肪とコレステロールの摂取削減であったと推測します。この推測は部分的に正しい。ただし、キーズが心配したのは、同時にこの栄養素の源は何であるかです。

彼が同定したのは動物食です。例えば、彼は多数の人で調べた飽和脂肪と血清中の高コレステロール値の高相関の議論が、英国、米国そして他の国々の酪農および畜産業界に苦悩を与えるのではないかと心配しました。なぜなら、これら業界の商品が諸国の飽和脂肪の大半を占めるからです。[26] 2番目に、私が知っている範囲では、キーズは、推奨されるべき「低脂肪食」における脂肪から摂取するカロリーの理想的割合を提議することはありませんでした。彼は政府の役人が作った基準にたよるのは無意味と考えていたからです。[27]

いい換えると、一部の詳細は正しく認識していましたが、トウブズは「低脂肪食」の定義とその健康上の効果を誤って解釈し、この歴史における微妙な差異を見落としたのです。

連邦資金が使われた報告書（私が共同著者をつとめ、残念ながらその推奨の中に私の意見を十分反映できなかった）が、今までに主張した食事カロリーに占める脂質の割合の最低レベルは30％です。[28] いかに想像力をふくらませても、これは「低脂肪」とは考え難い。

1999年の国家人口調査によれば、人口の平均脂肪摂取がここまで下がったことはなく、一番低くて総カロリー摂取の33％でした。[29] 食品中の脂肪が政府推奨の30％以下に下がったことはなく、またそのレベルで疾患が減るとは思えません。これは、喫煙者に毎日の喫煙を5箱から4・5箱に下げろと告げ、その効果が現れないことから、喫煙減少が変化をもたらさないので、喫煙減は意味がないから中止しろと主張するのに似ています。

この論文および他の出所の「低脂肪」勧告は全く留意されなかっただけでなく、脂肪摂取の絶対量は減少しませんでした。国家として、確かに「低脂肪食」の考えをもてあそんだことはあったかもしれませんが、そのような勧告の実施に成功したことはありません。

過去数十年を顧みると、（ゆっくりではあるが）食品中の脂肪のパーセンテージは下がったかもしれません。これは、総食品摂取量、したがってカロリーが増えたからであり、摂取脂肪の総体重は上昇したのです。[30] 上記の30％勧告が守られ、それにもかかわらず期待された健康目標を達成することにわれわれが失敗したというのは夢想です。

トウブズおよび低炭水化物ダイエット提唱者たちの「低脂肪食が肥満を減らし、健康を増進しなかっただけでなく、実際肥満を引き起こした」との主張は、論点のすり替えです。トウブズに公平であるために一言加えると、1950年代から1970年代にかけて、科学者および健康共同体関係者の間で脂肪の害に強い関心が集まっていました。しかし、トウブズおよび他の低炭水化物食提唱者たちは、1977年の食品、栄養、およびがんに関するマクガバン委員会の報告、そして、(脂肪によるカロリー摂取の勧告が最低の割合であった)1982年報告で始まった公共政策者の脂肪への関心を過少評価しました。

後者でわれわれは、脂肪はがんその他疾患の主要原因ではなく、単に摂取食品の割合、植物食(当然低脂)に対し動物食(当然高脂)のマーカーであると提示しました。いい換えると、脂肪質が真に低い食事(カロリー中10%)は定義上、高品質ホール(非加工、自然食)植物食であり、動物食が低い食事です。

食品脂肪に関するマクガバン報告は、動物食を減らして同時に植物食摂取を増やすとの最終目標に照らして理解をうながしたものでした。トウブズはこの点を理解していると私は確信しています。マクガバン報告書には特に肉食についてはっきりと書かれています。にもかかわらず彼は、議論を脂肪摂取と誤表記された低脂肪食の失敗に焦点をあて、重要な課題である動物食と植物食のバランスを無視するのです。

マクガバン報告（The Mcgovern Report）

脂肪食と心臓病に関するマクガバン委員会の報告書の歴史について詳しく述べます。この報告書に本当は何が書いてあるか、そして報告書の与えた影響についてです。

この政治性の強い委員会は、当初、1970年代初めにジョージ・マクガバン氏が大統領選の出馬に失敗したことと、マクガバン氏がプリティキン健康クリニックを訪問し、そこで彼やほとんどのアメリカ人が食べていたものとは著しく異なる、本当に低脂肪で植物ベースのホールフーズ率が高い食事を摂ることで得られる劇的な健康効果を初めて目にしたことにより、結成されました。

専門家を招へいして証言を得た後、委員会はキーズ等研究者の進言を受け、食品脂肪、特に飽和脂肪とコレステロール摂取の減少を推奨しました。

この種の脂肪は動物食に非常に多く含まれるため、マクガバン委員会は肉食摂取の抑制を示唆しました。[31] 同じく摂取抑制リストに含まれたのは「乳脂肪、卵とその他のコレステロール源」です。残念なことに、市場は植物食と動物食の割合を変更しませんでした。そのかわり、政治家も商人も消費者も、脂肪摂取方法を特異的にそして不正確に変更することに集中したのです。

食肉消費を総じて減少するよう主張したマクガバン委員会の1976年予備報告は、政治家たちと有権者から怒りで迎えられました。その結果、委員会は1977年に報告を修正し、赤身の肉消費削減を推奨する一方、魚・鶏など白肉をリストから外したのです[32]。

これは科学的決定ではなく政治決断でした。この決定はしかし、充分な政治妥協には至りませんでした。マクガバン氏が後に私に個人的に語ったところによると、中西部州選出の数人の有力上院議員が報告書によって地場畜産農家の支持が揺らぎ、後に1980年の選挙で議席を失いました。

ハーバード大学を休職し、マクガバン委員会の常任顧問専属コンサルタントを務めていたマーク・ハグステッド（Mark Hagstead）教授は、植物優先食に対して、一定のグループから特に強い敵意を持った反応があったと述べていました。マクガバン報告は食の心臓循環器疾患への影響を示唆していただけであったにもかかわらず、世間の大騒ぎ、あえていえばロビイストの示す興奮は強烈なものでした。報告書が、人々がより一層恐れていた疾患であるがんへの食事の影響に焦点をあてていたならば、どんな反応があったかと私は当時思ったものです。

ほどなく、米国上院委員会は同じことを考えました。委員会は公聴会を開き、アメリカ国立がん研究所（ＮＣＩ）の所長ビンス・デビータ（Vince DeVita）氏から証言を得ました。デビータ氏は、マクガバン報告書が推奨した食の心疾患に及ぼす効果が、同様にがんに対しても効果を及ぼすのかは定かではないと証言しました。[33] この証言を聞き、上院委員会は直ちに１００万ドルの予算を発令し、全米科学アカデミー（ＮＡＳ）の傘下にＮＣＩが専門委員会を組織し、本項目に関する既存文献を再調査論評するよう指示しました。私と他の12人の専門家が委員として招へいされ、そのグループが最終的に食物、栄養、がんに関する１９８２年の「ＮＡＳ金字塔報告書」を作成しました。[34]

われわれは、食物脂肪の割合をマクガバン報告の心臓疾患報告と同様レベル、総カロリー摂取の30％以下に抑える提案をしました。われわれは同時に、国の「目標」として（より前向きな「提案」に比較して）果物、野菜、穀物などのホールフーズの摂取増加を提言しました。予想されたことですが、この報告書は火がついていた国民の食品と健康に関する議論をさらに煽《あお》り立てました。

ＮＡＳによれば、この報告書はＮＡＳの歴史上最も需要の多い文献となりました。私は米国公共放送サービス（ＰＢＳ）のMacNeil/Leher ニュースアワーに出演し、『ピープル（People）』誌ほか多数の雑誌の取材に応じ、報告書について語りました。

マクガバン報告書の場合と同様、政治的な豪雨は強烈でした。農産業の有力なロビー・農業科学技術のための協議会（CAST）のタスクフォース（専門調査部隊）[35]が速やかに、わずか2週間のうちにわれわれの報告書に批判的な解説を執筆し、そのコピーをすべての下院議員と上院議員に届けました。

委員会のメンバーの数人は議会委員会で証言を求められました。

NAS報告書[36]の目標（提案ではなく）に、われわれが食物中の脂肪を30％以下にする提言をしたのは、マクガバン委員会による同様の提言を単に踏襲したのではありません。私には当時入手可能な根拠に基づいて、がんの抑制に役立つ食事の改変を強調する意図がありました。

報告書の事業計画概要に、われわれはがん減少のために総カロリー摂取に占める脂肪の割合をできれば30％よりかなり低い数値に、望ましくは20％未満にするべきと述べ、天然の低脂肪食品であるプラントベースドホールフーズの多食をことさら強調しました。

恣意的で控えめの脂肪30％のベンチマークは、それ以下の数値はタンパク質、特に動物性タンパク消費の削減推奨ととらえられ、政治的に前回のごとく、酪農・畜産業界組織を刺激すると考えたからです。

30％の目標は、脂肪その他個々の食品栄養素を唯一のがんの原因と特定するものではありませんでした。報告書は果物、野菜、穀類のホール（自然）植物食摂取を強調しました。この過程で、報告書の目標はサプリメントの形で個別の栄養素を摂取したり、脂質を抜いたりするなど、個々の栄養素をターゲットにしたものではないということを明記しました。

しかし、市場は反応し、起こった出来事は、個々の栄養素に多くの焦点があてられることでした。「脂肪を減らそう」「より多くの食物繊維を摂ろう」「ビタミンとミネラルを食品サプリメントで摂ろう」と。科学の解釈のされ方、大衆への伝えられ方が引き起こすことに、私は大きな苛立《いらだ》ちを感じます。

プラントベースドホールフーズの話題が議論になると、話はなぜか脂肪、炭水化物、タンパク質、ビタミン、ミネラルのサプリメントのごとく、個々の栄養要素の話題となる傾向があります。なぜなら、そこに金儲けの種が過去にあったし、現代もあるからです。

それでも、1980年代・1990年代、高い評価を受ける組織が、植物食摂取を助言する文献を引き続き出版しました。[37][38] これを受けて、私が共同執筆した『1997年国際がん研究基金／アメリカがん研究協会報告書』も発表されました。[39] この1997年の報告書では、遠慮なしに「植物ベースの食事を摂れ」と勧告しました。

トウブズの自著『良いカロリーと悪いカロリー』で彼は、食事と健康の歴史を大幅に歪め、単純化します。

彼は、歴史が脂肪を唯一の悪者栄養素として焦点をあてたかのように思わせ、さらに、科学者が食品中脂肪比率30％が十分に「低い」レベルであると発見したと述べます。そうではなく、1970～1990年代を通して表面化した最も重要な健康メッセージは、「プラントベースドホールフーズの摂取量を増やし、その結果、動物食の摂取を減らそう」というものだったのです。

残念なことに、このメッセージを受けそこなったのはトウブズだけではなく、ほとんどの国民が同様でした。

理想的体重、活気に満ちた健康・長寿のための最適な食事

正しい科学は最適な食事を示唆してくれており、それは、私が「植物由来のホールフード」（PBWF）と呼称する食事方法です。

これは、私の独自の実験室研究による発見から考えるずっと前から、永らくはっきりしていた事実です。何十年も前から、すでに人々は漠然と「もっと果物と野菜を食べるように」とつ

ねにいわれ続けていました。しかし、ＰＢＷＦが健康促進に顕著な効果があるとの提言が根拠に基づいて提示されたのは初めてでしょう。これまでそれがなされなかったのは、この思考が「傍流」であるからでも根拠が弱いからでもなく、食品、医学、医薬品の業界は、社会が植物由来のホールフードの健康増進効果および動物食ならびに高度加工食品が疾患の原因となる事実に目覚めると、失う利益が大きいことによるのです。

ＰＢＷＦが素晴らしい長期の健康と望ましい細身の体型をもたらすことは、はっきりと証拠が示しています。

まず第1に、ＰＢＷＦの定義です。ＰＢＷＦのホールフーズ（whole foods＝自然食）とは、「天然の形状にできるだけ近い食品」ということです。幅広い種類の果物、野菜、穀物、ナッツおよび種子類が食事の大半を占めます。精製されたもの、すなわち白砂糖、白い小麦粉などは含まれず、人体がもともと認識できるようにプログラムされていない消化できない食品添加物、保存料、その他の化学物質も含まれません。オリーブ油、ココナッツ油を含む精製油脂も除外されます。全カロリー摂取のうちの動物食の割合を最低限に——可能なら0％から多くても5％の間にします。

このような食品構成であっても、幅広い種類の植物食を食べることにより、カロリー値、炭水化物、脂肪、タンパク質、ビタミン類でさえ個々の詳細を心配する必要はなく、数値問題は自然に解決します。植物食の構成成分はほとんど炭水化物であるため、炭水化物のカロリー構成比は80％近くであり、残りが脂肪10％、タンパク質10％となります。もちろん継続的にアボカドとナッツの暴食を続け、葉菜類を避けると、この食事の精神を歪めることになります。それでも、いくら頑張ったところでＰＢＷＦであれば、カロリー摂取のうちのタンパク質の構成比を15％に上げるのが精一杯でしょう。

動物由来のタンパク質のみで総タンパクをまかないＰＢＷＦの利点を享受することはできないでしょうか？　そうですね。しかし、総カロリーの15％を植物タンパクで得るのと、同じ15％を動物タンパクから得るのは同じではないのです。その理由の1つは、動物食が付随的に他の栄養素の摂取をもたらすからです。

息子トム（Tom）との共著である私の最初の著書『The China Study』は、栄養についてこれまで実施された調査研究の中で最も包括的な研究結果です。本書には、食事、体重減など、長期的健康に大きな影響を与える事項の調査研究により、ＰＢＷＦの驚くべき健康効果を論証するために積み重ねてきた実験室の研究結果が示されています。

私の2番目の著書『WHOLE』に、あたかも科学が支持すると主張する「高動物食ダイエット」

に比較して、なぜPBWFの根拠がより信頼できるかを私は論述しました。全貌にご興味があれば、これらの著書を推薦します。短い説明を以下に記します。

『The China Study』にまとめたように、PBWFは抗酸化力が特例的に多い食材と複合炭水化物群を提供し、そして脂肪、タンパク、ビタミンとミネラルを最適量供給し、これが疾患予防に強く働きます。PBWFのひな型からの逸脱、例えば動物食や精製食品の摂取は生命維持効果のある栄養素の多大な効果を逃してしまうことにつながります。だいたいの場合において、個別の栄養素をサプリメントで補助、補強する試みは、栄養サプリメントが単独であっても複数の組み合わせであっても、ホールフーズが健康に貢献するほどの役割は果たせません。

さらに、本書の主題と関係する〝高糖質〟のPBWFは、トウブズの提唱する炭水化物を極端に少なくした食事モデルが予測するものとは真逆で、肥満由来の変性疾患のリスクを減少させるのです。

血糖値への効果：ＰＢＷＦ vs 低炭水化物食

トウブズのモデルは、低炭水化物＋高動物タンパク食が血中のブドウ糖、インスリン、およびコレステロールの値を低下させ、それにより肥満、糖尿病、心臓疾患のリスクを下げると主張するのを読者は覚えているでしょう。しかしながら、多くの調査研究が、実際はその逆だと示しています。

亡くなるまでこの分野の筆頭研究者であり私の友人だったデビッド・キリシェビスキー（David Kritchevsky）は、60年以上前に[42]、タンパク質の種類を明確にし、種類によりアテローム性動脈硬化症に与える影響が異なることを数件の調査にあたって発見しました。[41] ウサギにおいて、動物タンパクが植物由来のタンパクに比較して、よりコレステロール性（血流中のコレステロールを増加させる）、さらにアテローム原性（心臓疾患を引き起こす）であることを発見しています。[40] 彼はこの結果が人間にもあてはまることも証明しました。[43]

われわれは、私の実験室でのラットを使った発がん実験において、大豆タンパクと牛乳の主要タンパクであるカゼインで同様の違いを観察して検証しました。[44]

同様に、動物タンパクと植物タンパクでは、インスリンに与える効果は全く違うのです。ロマリンダ大学医学部では、リチャード・ヒューバード（Richard Hubbard）博士と同僚のアルバート・サンチェス（Albert Sanchez）がトウブズのモデルと直接関連する植物および動物由来のタンパクの効果について重要な研究をしています。[45]

彼らの研究によると、植物タンパクは実際にインスリンを減少させ、（インスリンと反対に作用する）グルカゴンを増やすことにより、糖尿病を予防または改善します。植物タンパク／動物タンパクの比率が高くなると、中性脂肪（トリグリセリド）の産生が抑制され、コレステロール合成の鍵となる酵素の活性も低減します。端的にいうと、植物タンパク食（ＰＢＷＦのような、しかし高精製炭水化物食は除く。これが重要！）に共通して見られる一貫して低いインスリン値は、心疾患、肥満、多くのがん、そして多くの人が罹る重篤な病気に関するバイオマーカーの中でも、とくに一貫した低いコレステロール値と関連しています。

これらの発見の意味するところは、高糖質、植物タンパクベースのＰＢＷＦは、トウブズが予測したのとは全く反対の振る舞いをするということです。

トウブズが説明するには「高炭水化物食はインスリンを増加させ、インスリンは血中の高い糖分を脂肪に変換し、さらに脂肪の再エネルギー化を阻害するため、脂肪は細胞に蓄積されたままになる。こうして人々は肥満し、やがて糖尿病および肥満と関連する疾患を患うようになる」。この説明は魅力的に見えるかもしれませんし、精製炭水化物（砂糖）を大量に摂取する人にとっては正しいかもしれませんが、高炭水化物ですべてが植物由来である低タンパク質のＰＢＷＦにあてはまるという証拠はありません。[46][47][48]

実質上、ほとんどすべてのＰＢＷＦ利用者が体重、血糖値とインスリン値を減らし、糖尿病および付随する疾患を改善しています。（高炭水化物ＰＢＷＦのような）植物由来タンパク食は、同時に血中総コレステロールを減少し、心臓疾患を引き起こすプラーク形成を抑制しますが、これは低炭水化物・動物由来タンパク食では見られない現象です。トウブズの予測を直接否定するのが、ＰＢＷＦでは、低炭水化物食ダイエットではつきものの重篤な副作用なしに体重減少を達成できることです。

すでに要約しましたが、低炭水化物食には副作用があります。頭痛の増加、口臭、便秘および筋肉のけいれん。これらの副作用がない他の食事法に比べて、低炭水化物食にはこれといった一貫した健康メリットが全く、もしくはほとんどありません。低炭水化物ダイエットに明らかな効果――それは特に体重減少なのだが――がある場合、減少した体重が維持されるわけでもありません。その効果には一貫性がなく、比較的小さいことに加えて、主張されている健康上の利益は1年以内に消えてしまう傾向があります。[49] しかし、より重要なことは、低炭水化物ダイエットの利点を示す能力がどのようなものであれ、その能力は比べる対象となるダイエット法如何によるのです。

文脈に見る低炭水化物食の「利点」

これまで見てきたように、通常、低炭水化物食は米国標準食（SAD）との対比で評価され、誤解を生みやすいのです。SADでは「低脂肪」というレッテルが貼られますが、総カロリーのわずか10%が脂肪であるPBWFとの比較では、高脂肪です。しかも、動物タンパクが多く、抗酸化物質および複合炭水化物が微少です。

SADでは約30〜40%のカロリーが脂肪で摂取されます。これは非常に大きな違いです。さらにSADでは、PBWFで推奨され容易に提供されている量よりも、平均して70%多くタンパク質を摂取します。これは、半数以上の米国人はさらにこれより多いタンパク質を摂取しているということです。ほとんどすべての過剰タンパクは動物由来です。いい換えると、少なくとも90〜95%のアメリカ人が炭水化物に乏しく、動物由来タンパク摂取量が多い、アトキンス推奨レベルに近い贅沢食を摂っているのです。

このような類似性のため、アトキンスとトウブズの低炭水化物食はSADの控えめな変形と比較された場合、観測される利点はほとんどの場合バラツキがあり、比較的些細だったりしがちです。しかし、ずる賢い低炭水化物提唱者たちはあらゆる機会に、ニュースの見出しに入れ、低炭水化物食を促進します。食の正しい評価のためには、PBWFを比較対象に加えるべきですが、それは決して実現されません。

この傾向が顕著に見られるのがガードナー（Gardner）たちの２００７年報告です。[50] この調査の目的は、人気のある4種類のダイエット方法を比べ、それぞれの体重を減らす効果を調べることでしたが、特別の調査焦点は、脂質制限食が実際に体重減の能力があるかどうかにありました。

この調査で、私がいちばん気にくわなく、明らかに欠点だったのは、この著者たちが、本当の「脂質制限」食を比較対象にしなかったことです。著者たちは、アトキンス法ならびに数種の方法を、彼らがオーニッシュ法であると主張する方法と比較しました。それはＰＢＷＦで心疾患を改善する先駆者でもあるディーン・オーニッシュ博士の研究に基づく低脂肪・ホールフード・ダイエットでした。

本物のオーニッシュ食の場合は、ＰＢＷＦと同様、総カロリーに占める脂肪比率は10～12％だけです。アトキンスに好意的な上記著者たちは、大幅に歪められた脂肪比率29％の「特別版オーニッシュ食」を使い、しかもこの版を「極めて低脂肪」と呼んだのです。

この歪められようはさらにひどく、著者らがいわゆるオーニッシュ食と呼んだものは、一般的な植物食（plant－based diets）に比べ、70～80％も多い、18％ものタンパク質が含まれていたのです。

ガードナーたちによりでっち上げられたオーニッシュ食では、全カロリー中の脂肪＋タンパク質の割合が、本物のオーニッシュ食の20〜22％に対し、48％に上ります。

比較対象に含まれたのはＳＡＤのバリエーションである２つの似通った「LEARN」[51]と「Zone diet」です。[52]これら4種のダイエット法は栄養学的に類似しており、有意義かつ統計的に有意な差異を示す力量は非常に限られています。これらはすべて、脂肪およびタンパク質の含有率で相似しているからです（この2栄養素の含有値が、これらの手法と、真の低脂肪・低タンパク食であるＰＢＷＦとの相違である）。

4手法の脂肪とタンパクのカロリー値は、それぞれ65％、54％、51％、48％であり、ＰＢＷＦの22％をはるかに超え、大きく違います。もちろん、調査の終盤に、確かに1件の科学的にランダムに見受けられる観測が発見されました。ＳＡＤおよびオーニッシュ・ダイエットと比較して、アトキンス・ダイエット法は若干低い体重をもたらしました。そして、この科学的には僅少な結果が、あたかも特別重要な発見として見出しを飾ったのです。

この調査結果は重大なメディア・ニュースとなりそうだったので、米国医師会誌『ＪＡＭＡ』にこの記事が掲載されるにあたり、評論家の論評を載せる必要がありました。論文評論は一般に科学界では、専門家同士の査読のもう1つの側面とも考えられる編集長宛投稿ページで実施されます。そのため、われわれ専門家の4名が同誌編集長宛投稿手続きにしたがい執筆投稿し、この論文に重要な欠陥があると調査担当者の回答を求めました。通常、この種の投稿は、査読過程を経て掲載されます。しかし今回のケースは違いました。『JAMA』編集部は、4件すべての批評投稿の掲載を拒否しました。4人の投稿者の1人はオーニッシュ博士であり、ダイエット法が大幅に誤って伝えられた本人でした。

私は長年のキャリアの間に研究論文を多数出版し、科学雑誌数誌の編集審査委員も務めました。しかし、今回のように無節操でうさん臭い行動は経験がありません。読者には批評家の批評と、研究者の批評に対する回答の双方を知る権利があるのに、今回は何も知らされませんでした。そのため、本調査はいくつかの同様の調査結果のように、反論を受けることがなく、しかるに低炭水化物食の優位性を示す基本的な根拠としてその後主張されていくのです。

もう1件、最近行われて大評判となった調査も、栄養素構成の充分に異なるダイエット法を比較に組み込まなかったため、研究者に異なったダイエット法による効果を分析し見分ける機会を与えず、そのため異なるダイエット(食事法)を評価し理解させることができませんでした。

この研究は『New England Journal of Medicine』誌に掲載された「地中海食による心臓血管

疾患防止の主要効果」であり、(53) 地中海食が心臓発作と脳卒中に与える効果を述べています。

調査の対象者は、調査時心臓血管疾患を患ってはいないが、そのリスクが高いとされた人たちで、対象者は無作為に３つのグループに割り振られました。３グループは「エクストラバージンオリーブ油を付加された地中海食」「ミックス・ナッツを付加された地中海食」、そして「脂肪を制限せよと助言された対象群」でした。

研究者たちによれば、地中海食はオリーブ付加バージョンとナッツ付加バージョンの双方とも、実際には高脂肪であるが、この研究者らが低脂肪という米国標準食（ＳＡＤ）よりも健康でした。〝低脂肪〟グループは１０９件の事象（脳卒中・心臓麻痺合計）を経験したのに対し、地中海オリーブ油グループは96、地中海ナッツグループは83でした。

ぱっと見には、この研究者たち（および低炭水化物宣伝者たち）が、この研究結果が「誤った低脂肪ダイエットとの闘いに与えた大打撃」と呼んだことに同意するかもしれません。しかし、この調査を一段深く吟味すると、全く異なるものが暴露されます。

読者に研究者が発見した数値をお教えする前に、上記３グループの食事の脂肪値をあてずっぽうで予測してみてください。「低脂肪」と説明される食は、「低糖質」とうたわれる食よりよっぽど低い脂肪を想像するものですが、どうでしょうか？ そう想像したあなたは間違っています。(54)

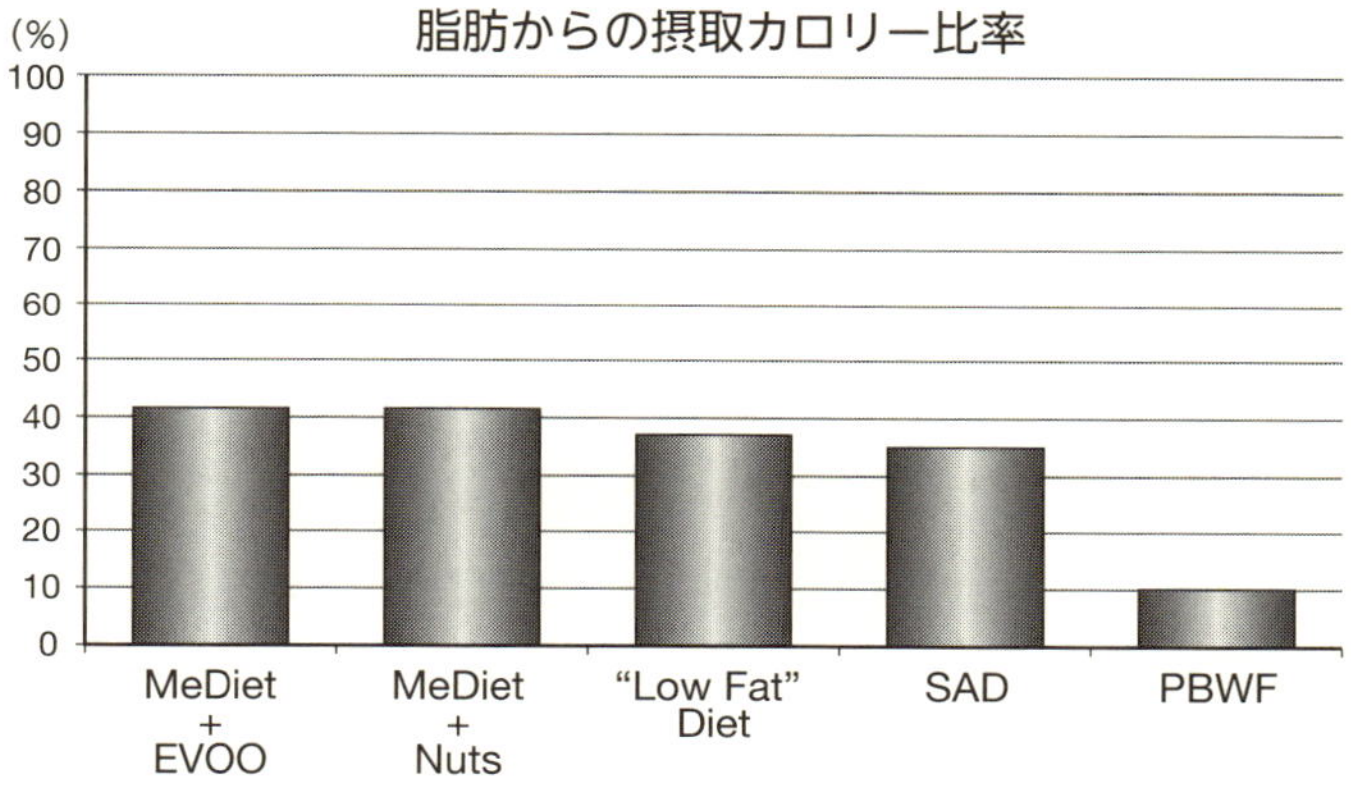

最終的に、地中海食2グループは全カロリーの41%強を脂肪から、そして〝低脂肪〟グループは37%を脂肪から摂っていました。

総カロリーの37%を脂肪から摂って「低脂肪食」といえるでしょうか？　4%は摂取脂肪量として大きな違いでしょうか？　この結果をグラフ上に表し、SAD、PBWFと比較してみましょう。

正しいニュースの見出しは「ほとんど同様の悪いダイエット法が、悪い健康結果をもたらした」とするべきなのです。

低脂肪食と意味づけられる食事法が、大きく歪められる危険を誇張しすぎることはできません。そして、この歪みが低炭水化物食提唱者の発表する科学論文に頻発します。低炭水化物食を他のダイエット法と比較する論文が2003年[55]、2006年[56]、2009年[57]と3

本掲載されました。

論文の概要は、ほとんど同じ研究を基盤とした繰り返しで、対象者は概して体重過多か肥満です。どの報告も低炭水化物の効果はいくばくかの体重減と心臓血管疾患リスクの指標におけるバラツキがありますが、好ましい変化があったと結論づけています。

ほとんどの一般の読者には、主たるそして唯一の情報として、その要約でハイライトにされた結論が伝えられます。さらに、各論文を通して、「低脂」は誤って解釈され、各ダイエット法の間の多様性を欠いています。「低脂」の脂肪比率は約30％またはそれ以上とされ、PBWFの脂肪比率は10～12％である点は無視されます。これらの調査において、比較対象ダイエットおよび低炭水化物食は動物タンパクが多く、植物由来の食品が少なく、そのため結果をわかりにくくします。比較対象の栄養素比をより幅広く選びさえすれば、結果ははっきり判明することをわれわれは知っています。

低炭水化物ダイエットの全容

今日にいたるまで40年間ほど、低炭水化物ダイエット提唱者は市場のかなりの割合を獲得することに成功しました。この成功の大きな理由が、彼らのメッセージが正に多くの大衆が聞きたかったもの、人々の悪い癖に関する称賛だったからです。

長年、私は低炭水化物ダイエット提唱者たちの滑稽な言動を受け取るのがほとほといやになりました。彼らは「低脂食」の基準と定義を変更して平気でいます。そして、多量の動物タンパクを摂取します。彼らは「低炭水化物＝糖質制限」の概念、炭水化物の源である植物由来の自然食品をネガティブに考えることに使います。そして、このような彼らの行動は、自分自身の利益が目的です。高脂肪、高タンパク動物食品の市場をいかに保護し、拡大するかです。

トウブズおよび他の低炭水化物ダイエット提唱者は、巧みに選別された多数の背景文脈からはずれた詳細事項を、自分たちの議論に科学的風合いを足すために使います。しかし、この種の工作が厳格な検討に耐えられるはずはありません。私は詳細が役に立たないといっているのでは決してありません。物事の全体を正しくとらえることに使用される詳細な事項は役に立ちます。不快な副作用をともない、長期的に重篤な弊害をもたらす食事法を支持するために、詳細な研究報告が編みあわされる時、はっきりと大声で警鐘を鳴らさなくてはなりません。

研究調査において、もしくは一般の討議の場で、彼らは自分たちのダイエット法を、すでに栄養的に貧しいＳＡＤ、もしくは政府の推奨する若干修正したＳＡＤである「低脂肪版」と比較します。

すでに本書で検討済みですが、これは間違った比較です。われわれのダイエット法、さらに少し修正された政府認可版は、いずれも低炭水化物グループが取り上げるものと違います。

第1に、ＳＡＤはすでに高タンパク量です。理想値に比較して70％高く、しかも70％のタンパク質が動物由来食品です。したがって、植物食の摂取も減り、抗酸化物質および複合炭水化物も減ります。

2番目に、ＳＡＤの脂肪含有は科学が推奨するレベルの3～4倍です。端的にいえば、ＳＡＤは高脂、高タンパク、往々にして高精製済炭水化物食になってしまいました。低炭水化物食提唱者はこの規格を「低脂」と呼び、ベンチマークとして彼らダイエット法が他のすべての食事法に勝る優位性の証明とします。これは重大な欺瞞です。

政府が過去40年間推奨してきた「低脂食」が肥満の増大をまねいたといい張るのは思い上がりです。米国の国民が仮に政府の助言にしたがい脂肪摂取を減らしたとしても、カロリーが10～20％しか脂肪からこないＰＢＷＦのように真の低脂肪食としての評価に使えません（例えば脂肪の割合を35％から33％に減らしたというような差異では評価できない）。健康上の効用は真に低脂肪食であるＰＢＷＦ等との比較が必要です。

私はトウブズ氏と同類の低炭水化物食提唱者は、このことをすべて知っていると確信しています。しかし、この知見が彼らの議論の恥部を露呈し困惑を招くより、ＰＢＷＦやオーニッシュ食を「極端」な試みと解説して軽くあしらう道を選んだのです。(58) 実際の「低脂食」は、ほとんど議論の対象とされず、議論となる場合には、ＳＡＤに近似するよう歪められます。この努力によって、低炭水化物ダイエット提唱者は、これらの食事法の本当の、そして生と死ほどの差を実験的に観察する可能性を巧みに避けるのです。

低炭水化物ダイエット提唱者はまた、健康ではなく体重に焦点をあてます。低炭水化物食には、ＰＢＷＦがもたらす疾患の改善やこの改善を維持する能力がありません。異なった国の食習慣を比較する場合、高脂、高タンパクの（低炭水化物食のような）食事が一貫して数種のがん、心臓疾患、その他疾患の割合が高いことと（低いことではなく）関連があることが明らかです。植物由来の食事は反対の関連を示します。何百の調査の中のどれ１つも、低炭水化物（高タンパク、高脂肪、低繊維質・複合炭水化物）食をがん、心疾患、そして糖尿病の減少と結びつける例はありません。

低炭水化物食と健康にかかわる最も意味があるのが、最近の17の調査研究の概要をまとめた２０１３年１月の報告書です。

この27万2216名を対象とした調査(59)によると、低炭水化物食実践者の総死亡数は統計学的に有意な31％の増加を示しました。SAD実践者の典型的死亡率がPBWF実践者に比較してもともと高いことを考慮すると、上記増加数値はますます意味深いものとなります。この調査は、多様な国の多くの人々を対象にした長期にわたるものであり、低炭水化物食の主張と推論を考える最初の機会です。

上記調査結果はさらに、低炭水化物食の心臓疾患、2型糖尿病等の重篤な疾患を改善する能力の欠如を指摘するとともに、低炭水化物食による初期に観測される体重減を「見当違い」と一蹴《いっしゅう》します。

低炭水化物ダイエット提唱者は、そのような大規模な人数の調査研究を無視したがります。その理由は、因果関係を特定できないからだというのです。

この苦情が妥当なのは、調査が特定の個々の栄養素もしくは化学物質が疾患の原因であるのかを査定することが目的である場合のみです。しかし、栄養はこのようには働くものではありません。調査研究の目的が幅広い食品群の間の関係を調べるためである場合は、有効ではないのです。

低炭水化物食提唱者の主張する唯一検討する価値ある記述は、精製炭水化物（精製小麦粉および砂糖）による健康被害への警告です。しかしこの警告も、目的は彼らの大きな主張「すべての炭水化物は悪」を支持するのに使われます。彼らは「carb」という単語を発明し、すべての炭水化物、炭水化物はすべて植物由来であるので、すべての植物由来の食品を「carb」という1つの絵の具で塗ってしまおうとしています。

遠い昔から、精製済みでホリスティックでない炭水化物が健康問題をもたらす事実が文献として記録されています。このことはしかし、食物繊維やでんぷんを含む複合的な炭水化物全般を同じ「carb」で1つに塗ってよいことにはなりません。

低炭水化物食の主張はすべて、筋違いかつ還元論に基づいた結果から作り上げられており、科学に基づいたデータの蓄積も健康に対する真実も構図に組み込まれています。そして、その健康は――それは短期で持続しない体重減少ではなく、本当の長続きするいきいきとした健康、それが個人のためのものでも、社会全体のためのものでも、あるいは地球全体のためのものでも――われわれ皆が熱望すべきものです。

低炭水化物ダイエットおよびその利点の主張が「重大な欺瞞」であると切り捨てる時期は今です。このダイエット法は、もともと出来の悪い米国標準食（ＳＡＤ）規格の不満足な栄養状態を引き継ぐもので、個人個人のそして共同体の健康を悪化させるものにほかなりません。

2. パレオ・ダイエットについて

本書において低炭水化物ダイエットのいくつかの派生形を紹介しました。

メアリー・ダン（Mary Dan）とマイケル・イーデス（Michael Eades）の『Protein Power（タンパクの力）』、バリー・シアーズ（Barry Sears）の『Enter The Zone（ゾーン・ダイエット）』、アーサー・アガットソン（Arthur Agatson）の『A South Beach Diet（サウスビーチ・ダイエット）』、エリック・ウエストマン（Eric Westman）の『The New Atkins for a New You（新しいあなたのための新アトキンス・ダイエット）』などです。なかでも近年最も注目を集めているのが、コロラド州立大学の運動生理学教授ローレン・コーダイン（Loren Cordain）が２００２年に出版した『The Paleo Diet（パレオ・ダイエット）』です。

高タンパク摂取が基本主張であるこの図書は、アマゾン（Amazon）のリストによれば、現在数ダースの形態および版が出版されています。パレオ・ダイエットは基本的に低炭水化物食です。特にプラントベースドホールフード（PBWF）の基準からいうと、総カロリーの30～50％を脂肪から摂り、さらに30～50％をタンパクで摂ることを推奨し、炭水化物に依存するカロリーは微少です（PBWFは8～12％を脂肪で摂取、さらに8～12％をタンパク質で摂取するので、違いは歴然である）。

まだそうなっていないと思いますが、近い将来パレオ・ダイエット本およびその模倣版が低炭水化物食の主流になると予想されます。そうすると、われわれに残された（反論の）余地は何でしょうか？

多くの低炭水化物食指導者が何を食べるべきかの助言をしています。しかし、私の知っている限りでは、コーダインは論文審査のある実験的研究誌に論文が掲載されたたった2人のうちの1人です（もう1人は、デューク大学のエリック・ウエストマン）。このことを私は非常に高く評価しています。では、コーダインの研究から検討してみましょう。

コーダインの説の基本は、石器時代人・パレオの食生活という多分に憶測的な推論であり、現代において石器時代人と類似の食事をしているのではとうかがわせる未開地部族の狩猟・採集食を「石器人食の代用」として比較参考にしています。しかしながら、コーダイン自身、研究論文の数か所で、この両方のグループにおける食事摂取の概算は「事実上は主観的」であると認めており、(60)想定される栄養摂取を、現代世界の862というとても多い数の社会を要約して得点化しようという目論見は「決して厳密でない」としています。(61)彼はさらに、西欧生活様式の影響を受けない本物の狩猟・採集生活を営む民族は、「今やほとんど絶滅している」と気づいています。そのため、研究者が間接的な手法に依存して、農業文化以前の人々の食事を「再構築せざるを得ない」といいます。これは、この研究に対する正直ではあるが、弁明がましい見方です。

人類学者たちは2000年以前において、リチャード・リー（Richard Lee）が1968年に発表した、(62)世界各地の58の狩猟・採集民族の摂取食物はたった33％しか動物由来ではないとの総意に達していました。しかし、2000年の研究論文では、コーダインは全く異なる推定をしました。(63)リーと異なりコーダインは、魚を動物由来食に含めます。さらに、コーダイン自身の集計では、研究対象の狩猟・採集民族の数をリーの58に対し、229としています。そして、コーダインは、これら「パレオ食」ではリーの見積の少なくとも2倍ほど多い、66～75％が動物由来と主張しました。

このように、調査対象を広げることにより、コーダインは議論の論点を実質的に変動させました。それまで古代の食生活は主に植物由来と一般的に考えられていたのを、コーダインの説は、動物由来の食事が主だとしたのです。

コーダインは、さらなる根拠として、よりサンプル数の少ない狩猟・採集民族を対象にしたもう1つのより正確な報告[64]を根拠に、総カロリーに占める動物食の割合の新しい推定値を彼の持論であった68%に近い65%と結論づけました。

コーダインは自身の研究において、「人類は本来肉食である」と情熱的に語ります。彼によれば、ヒト属は、猫属と同様、かなり古い時代に肉食向き遺伝的適応を経ているといいます。熱帯地方等低緯度のため、年を通して植物食が採取可能な時代でも、狩猟・採集食人類の多数は、動物食を好んで食べたと考えました。さらに「野生動物の組織がほとんどつねに現代の狩猟・採集食の人の主食を代表してきたに違いない」といいます[65]。他の低炭水化物食信奉者と同様、コーダインは、動物食は人間の食習慣の人類の古代からの歴史に根づいた「侵されざる聖域」と考えます。

科学学術誌には、コーダインの主張する「太古人類の食習慣」へのいくつかの角度からの反論が掲載されました。

1つは、人類学者カサーリン・ミルトン（Katherine Milton）が指摘するように、[66] 狩猟・採集民族の食習慣が歴史的狩猟・採集食民族の食を現代に代理できるとの考えには無理があります。実際、歴史上狩猟・採集食民族の大半は、絶滅したか、地球環境の変化で辺地へ押しやられており、太古人類の生存者の痕跡を継承し得ていません。[68] コーダインもこの説に同意しています。[67] ですから、現代の狩猟・採集食民族が原始時代の人の状態を受け継ぐ生き残りだということは疑問です。

2つには、「人類はネコ科の猛獣のように、動物食に適応するいくつかの遺伝子変化を経験している可能性がある」とのコーダインの挑発的仮説は、彼自身も「可能性」と形容しているように、憶測にすぎません。私が理解している範囲では、動物食摂取嗜好に人類を動かす規模の遺伝子適応が出現し、前時代人類を肉食属にするまで変化をもたらしたとは考える根拠はありません。[69]

3番目は、ビタミンCは植物由来で、人間は体内でビタミンCを合成することができません。ビタミンCを必要とするその他の哺乳動物はすべて植物を食し、主要な食物が動物である肉食獣は、ビタミンCを必要としません。人間がこの条件にあてはまらないことがあり得るでしょうか？

4番目の理由は、人類の歴史初期、人間は食用可能大型動物を捕獲する速度も筋力も持ち合わせていませんでした。しかるに人間の食生活が高動物タンパクであった可能性はかなり低い。コーダインはしかし、一部の先史人群が定期的に狩猟を行い、狩猟に費やすエネルギーに見合う充分な獲物を収穫できた可能性があるとのまことしやかな推論を立てています。[70]

5番目は、人間はいちばん近類の類人猿であるチンパンジーなどに解剖学的にきわめて類似していますが、チンパンジーの夕食は現在も過去も主に植物です。われわれとチンパンジーの消化管は解剖学的に（酸性胃、小型小腸、小型盲腸、高度に小皺壁の発達した大腸など）類似しており、当該類人猿の食物に占める動物肉の割合は4〜6％で、しかも大半がシロアリとアリであるといいます。[71] コーダイン自身、2004年にコロラド州デンバーで開催されたシンポジウムにおいて、先史人類の肉食の割合を3％から5％の間と推定しています（このシンポジウムには筆者も参加し、発言した）。

これらの論点を一見すれば、先史人類が動物食志向の食生活に依存していたとのコーダインの一連の主張は信頼性に疑問をいだくのに充分であり、パレオ食信奉者がもっぱら憶測的推論に基づく説を信じ、学術的にはるかに直接的で信頼性の高い調査方法を用いて得られた近代的な発見に納得しないのか、筆者には不明です。今日のわれわれが何を食べるべきかを、古代の人が何を食べていたのかという未熟な想像を主たる根拠にするのは私には意味がわかりません。現代の狩猟・採集民族の食生活を先史人の食の代用とすることも、同様に時代の変遷による生活の変化を反映できないので、不確実性が高いのです。

動物食か植物食かの疑問の非常に大きい判断を化石や遺物から行うことは、植物の痕跡が化石として残り難いことを考慮すると、さらなる疑問が持ち上がります。しかも、先史人の寿命については不明なので、これら人類が栄養のために起こる加齢性変性疾患を生ずるほどの高齢まで生き延びられたかどうかはわかりません。

生殖年齢を超え、ヒトが自分の遺伝子を後世に伝えられない年代における健康への影響についての結論を導くような進化論の議論は、特に説得力があるものではありません。それに、もしわれわれの祖先がこれらの病気を発症するほど長生きしなかったのなら、化石遺体を彼らの長期的健康状態を判断する証拠には使えません。

人類が進化の過程において、ある程度動物を食べたであろうことに賛成はします。しかしながら、より優秀な研究手段や実験方法がある時代に、疑問の多い先史時代の歴史の根拠をベースに、現代人のための正しい脂肪とタンパク質の望ましい割合を検証しようとの議論は承服できることではありません。

他の低炭水化物ダイエット提唱者と同様、コーダインは、彼の仮説に鋭く対抗する証拠、特にＰＢＷＦによるダイエットの健康価値を支える証拠について説明するどころか、話題に出すことすらしません。例えば、食生活と疾病率の関係を、地域を網羅する横断的調査で比べたとき、パレオに代表される高動物脂肪・高タンパク食が心臓疾患、乳がん・大腸がん・前立腺がん（一部の病気を挙げたが、本当はもっとある）の高い罹病率と高い相関があることは古くから確立されていることです[72]。

（横断的調査といったが、これらの相関関係から特異的な因果関係を推論するわけではない。さまざまな方法で表現された植物食に対して高い動物食の割合という、長期間かけて確立された明白な関係が無条件にパレオ・低炭水化物食論者の教義を論破する）

私の知っている限り、パレオもしくは低炭水化物食が上記のもしくは関連する疾患を減らす研究結果は全くなく、この点において、疑問を差しはさむ余地はありません。

私が確認・強調したいのは、食事中の動物／植物の割合が高いと疾患と関連することは、多様な角度から時間をかけて検証された明白な事実であり、パレオおよび低炭水化物食信望者の教義を完全に否定する事実であることです。

コーダインおよび他の低炭水化物食提唱者が全く無視するのが、ＰＢＷＦを採用した際に、すぐさま感じることができる実質的な恩恵についてです。
脂肪・タンパク質がパレオ・低炭水化物食に比較して、ほんのわずか低いだけの現存のＳＡＤをＰＢＷＦに変えると、その恩恵は幅広く、驚くほど素晴らしく素早く、さらに副作用はほとんどない。パレオ・低炭水化物食で同様な効果が得られる証拠は全くなく、これがＰＢＷＦとパレオ・低炭水化物食のはっきりした違いです。

一般的に、ＰＢＷＦを実践すると、心臓病[73]、糖尿病[74]、および一定のがん（肝臓がん[75]、すい臓がん[76]）、黒色腫[77]、自己免疫疾患のような重篤疾患を予防するだけでなく、さらに重要なのは、疾患の進行を止め、場合によっては治療する効果があります（内容については『チャイナ・スタディ（The China Study）』参照）。

これら疾患の治療効果の事実は、専門家の相互審査のある専門誌に発表されており、近い将来に、より幅広い疾患への効果が示されると私は確信しています。

この件については、『The China Study（チャイナ・スタディ）』、そして、Dean Ornish[78]、Caldwell Esselstyn[79]、John McDougall[80]、Neal Barnard[81]、Joel Fuhrman[82]、Pamela Popper[83]、他多数の医師等による人気の書籍にも書かれています。

根拠が明らかで一貫しているのは、パレオ食と対極にあるＰＢＷＦを実施すれば、素早い恩恵が始まり、幅広い種類の疾患や病気の進行が遅くなったり、しばしば治癒が期待できることです。

パレオ食・低炭水化物食にこのような効果が証明されたことは一度もありません。PBWFの総合的効果に対する公式の専門家批評のもとに行われる調査は、さらに実施される必要がありますが、実験的調査結果、観察調査結果、臨床的事実が高い一貫性で、PBWFの効果を裏づけています。これらの根拠は、パレオ食推進者の切り札とする空洞的な機械論的あるいは「考古学的」根拠の信頼性をはるかに上回るものです。

3．『WHOLE』プレビュー：栄養学の再考

イントロダクション

1965年当時、私の研究者としての将来は約束されたものだと思われました。4年間のマサチューセッツ工科大学での研究助手を経て、バージニア工科大学の生化学栄養学部に教室を構えようとしていました。ついに、本物の教授になるのだ！

私の研究課題はこれ以上高尚なものにはなり得ない。より多くの良質のタンパク質を食事に組み入れる方法を見出すことにより、貧しい国々の子どもたちの栄養不良に終止符を打つことであり、アメリカ政府国際開発機関からの豊富な資金提供のおかげで、私はフィリピンを活動

舞台としました。最初の課題は地元で生産される安いタンパク源を見つけることでした（栄養不良とは主にカロリーが全般として十分摂取できないことなのだが、1960年代の半ばにおいては、われわれにはタンパク質からのカロリーは何か特別なものだという考えがあった）。

2番目の課題は、そのタンパク源を使って母親たちに子どもたちを栄養不良からどうやって育てるのかを示すための一連の「自助センター」を建設することでした。私と私たちのチームはタンパク質に富み、いろいろな条件下で育てることが可能なピーナッツを選びました。

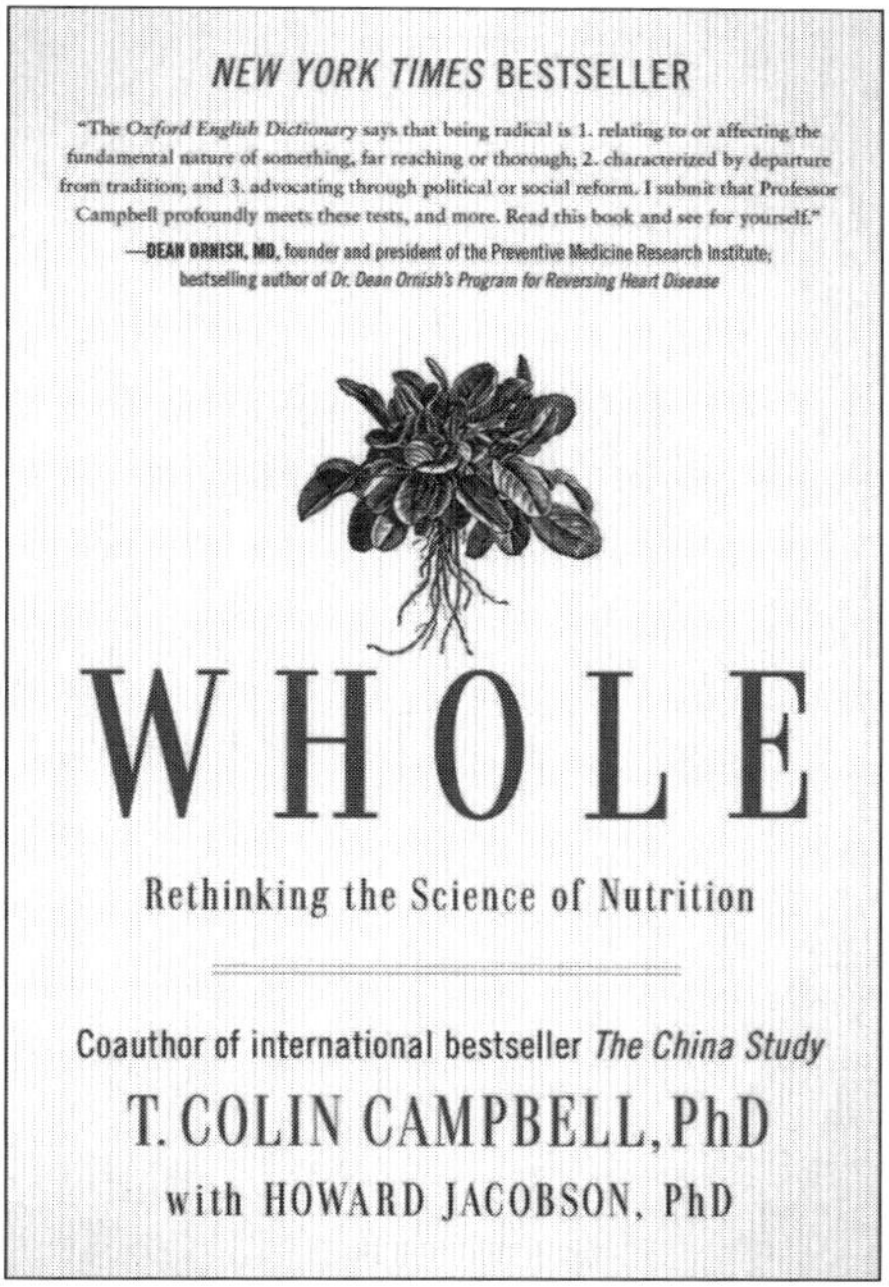

同時期に、私は学部長のディーン・チャーリー・エンジェルの要望で、もう1つ別の研究課題に取り組んでいました。チャーリーは「アスペルギルス」という真菌が産生する発がん性の化学物質であるアフラトキシンの研究に、アメリカ農務省から助

成金を獲得し、私の仕事はそのカビがいろいろな食品に生えるのを防げるように、カビがどのように生えるかについてできる限り調べることでした。

これは明らかに大切な研究でした。なぜなら、アスペルギルスが実験用のネズミに肝臓がんを起こすという証拠がかなりあったからです（過去において、そして現在でも、ラットやマウスにがんを起こさせるものは、人間にもがんを起こすと仮定するのが主流の考え方である）。

私はほどなく、アスペルギルスに汚染される主な食品の1つが「ピーナッツだ！」ということを発見しました。世にも稀な偶然の1つとして、驚いたことに数年後、私は同時に全く異なる2つの主旨でピーナッツを研究していました。この2つの一見全く無関係な事柄（フィリピンの貧しい子どもたちにおけるタンパク質不足とアスペルギルスが発生する条件）は、私のいた世界を揺るがし、私や他の栄養学者が研究の土台としていた揺るぎのない仮説の多くを疑問に付したのです。

これが私の世界観、そして最終的には私の世界をも真っ逆さまにした主な発見です。フィリピンで最も高タンパクの食事をしていた子どもたちが最も肝臓がんになりやすい子どもたちだったのです。高タンパク食の子どもたちは圧倒的に裕福で、医療や清潔な水といった、われわれが通常子どもの健康と関連していると考えるすべてのものを手に入れやすかったのです。

私はこの発見が導いてくれるのなら何処にでもついていこうと思いました。私の初めての本『The China Study』に詳しく書いたように、私の研究の軌道は予想外で、人心をかき乱す方向に湾曲していきました。私は最終的に2つのことに気づかされました。1つは「栄養学が人間の健康にとってのマスターキー」であること。2つめは「われわれのほとんどが正しいと思っていることは正しくない」のだということです。

もしあなたが、一生涯、がん、心臓病、糖尿病に罹りたくないのなら、その力も、（そしてナイフとフォークも）あなたの手のうちにあります。しかし、悲しいことに、医学部も、病院も、政府の健康機関も、栄養が健康にとって小さな役割しかないかのように扱い続けます。そうした道理で、流行の「低脂肪」も「低炭水化物」も実際にはわれわれの病気の治療方法ではなく、原因なのです。

要するに、科学が半世紀の間追い求めていた「ミラクル治療」は、何十年もの間の立派な絶え間ない研究室での実験の結果、苦心して調合された新しい秘薬でも、最前線の外科治療でも、レーザーやナノテクノロジー、あるいはわれわれを不死身のアポロやヴィーナスに変換するDNA変換などではないことがわかりました。そうではなく、健康の秘訣は、質素でおそらく退屈な言葉、すなわち「栄養」――ずっとわれわれの目の前にあったのです。われわれの健康の切り札は、われわれが毎日口に入れている食べ物ということになるのです。

このことを学ぶ過程で私はもう1つとても大事なことを学びました。すなわち、どうしてほとんどの人がこのことを知っていなかったのだろうかということを。

医学的および科学的な研究成果は、これらの発見を包括することからはほど遠いばかりでなく、計画的にこれを無視したばかりか、抑制さえしたのです。

ほとんどの医者は病気を防ぐには処方する薬より食べ物の選択のほうがずっと効果的であることに気がついていません。ほとんどの健康に関する報道関係者が、食事を通して輝く健康や病気の予防について明快なよいニュースを報告しません。ほとんどの科学者が「全体像」を見る訓練をしていません。包括的な意味深い知恵の川のかわりに小さなデータの一滴を精査することに特化しています。

彼らにお金を払い、指図をしているのは、われわれに「解決策は錠剤の中か植物の破片と人工成分からできている栄養強化スナック食品の中にある」と納得させようとしている製薬会社と食品産業です。

真実は――どうやって真実は隠されてきたのか。それはなぜか――この本はそれを著したものです。

なぜ、もう1冊本を書いたのか?

もしあなたが『The China Study』を読んだのなら、これについてはいくらかは聞いているでしょう。あなたは栄養の真実について知っているだろうし、私と他の科学者たちがこの真実を明るみに出そうとして抵抗にあったことについてほんの少し聞いたことでしょう。

2005年に出版されてから何百万人もの人が『The China Study』を読んだり、その内容について学んで、その見識について友人や近所の人や同僚や愛する人たちと話し合ったことでしょう。

プラントベースドホールフーズ(Plant Based Whole Foods=PBWF=植物由来の自然食品)の治癒力について賞賛する推薦の言葉を聞かない日はありません。これらの逸話は、総合的な効果が凄いということです。さらにどの例においても、私たちの見解を無視することで金を稼ぐという強力な利権は、私に与えられた困難や障害をつぐなって余りあるものでした。

またさらに、2005年以来、私の多くの同僚が〝よい食事〟によるさまざまな人体器官への効果をさらに力強く示すいろいろな研究を行いました。現時点においては、PBWFの個人や社会に与える影響の重要性を否定するか軽視する科学者、医師、報道関係者、政治家は事実をきちんと見ていないといえます。もはや無視することができないほどの非常に多くの証拠があります。

それなのに、どういうわけかごくわずかな変化しか起こっていません。ほとんどの人が健康と長寿への鍵は自分の手中にあることをいまだに知らないのです。悪意によるのか、多くは無知により、西洋文化の本流はわれわれが何を食べるべきかという真実を無視し、信用しないようにし、時にはわざとねじ曲げることにがむしゃらになっています。あまりにがむしゃらなので、われわれがずっと騙され続けてきたことを信じるのが困難なほどです。

人は、陰謀による制御、黙殺、情報の間違いなどの可能性を考えずに、単純に教えられてきたことを受けとめているほうが楽なものです。この認識と戦う唯一の方法は、「どのようにして、そしてなぜ、このことが起こったのか」を説明することです。

これがこの新しい本の必要性を感じた理由です。『The China Study』はＰＢＷＦが人類の食事として最も健康的である証拠に焦点をおきました。『WHOLE』は、この事実に光をあてるのがなぜそんなに難しいのかという理由に、そして本当の変革が起こるのにはさらに何が必要なのかということに焦点をおきました。

『WHOLE』の構成

『WHOLE』は4部構成です。

パート1はこの本の哲学がどこから来たのかという理解のために、もう少しだけPBWFダイエットについての私と他の人との研究、『The China Study』出版以来、私が受けた最も際立った批判に対する私の意見、および私の生い立ちと経歴についてさらに言及します。

パート2は、なぜ多くの人にとって、この研究の健康に対する示唆を受けとめることが、あるいは気づくことさえがそんなに難しいのか、その理由を見ていきます。

すなわち、西洋の科学と医学にとらわれていて、その外にある明確な事実を見ることを不可能にしている心理的刑務所、またはパラダイムというものを見ていきます。多くの理由により、われわれは全体像を無視して最も小さな細部の中だけに真実を探そうというパラダイムの中にいます。よく使う表現「木を見て森を見ず」はこのことをよく表しています。ここでは木と森の他にも対象とするものがたくさんありますが、現代科学はあまりに細部に取り憑かれているので、維管束形成層や二次師部などによって森を見ることができません。

細部を調べることに何も問題はありません（私は研究生活のほとんどをそれだけに費やした）。問題が起こるのは、ビッグピクチャー（大きな全体像）があることを否定し、自分自身の先入観と経験にとらわれて、見えている狭い現実だけが存在するすべてであると頑固に主張するようになる時です。

この細部へのこだわりを上等な言葉でいうと「reductionism（還元主義）」です。還元主義には独自の魅惑的な論理がついてくるので、その魅力の下に働いている人たちには、世の中を見る他の見方があることさえわからないのです。還元主義者にとっては他のすべての世界観は非科学的で、迷信的で、いい加減で、気にする価値もないものなのです。非還元主義者によって集められた証拠はすべて（その研究が資金援助を受けられたとして）、無視されるか抑制されます。

パート3はこの方程式の逆側、すなわち、経済的な成功を追跡する際に自己の利益のためにこのパラダイムを強化し、利用する経済勢力を見ます。これらの勢力は自分たちの利益に合うように健康と栄養について世間の会話を操作します。何千もの小さな決定が積もり積もって、健康と栄養について、あなたが、すなわち世間が聞き（あるいは聞かない）、そして信じる大きな影響力になっていくたくさんの例を見ていきます。

最後のパート4は、われわれが物事を変えたいならば、何が問題であり、何が必要とされているのかという全体性を見ていきます。

真実はわれわれ皆のものである

私がこの話をしたかったのは、私はあなたに、すなわち公共に対して借りがあるからです。あなたが納税者ならば、あなたは私の研究、教鞭、政策決定に対してお金を払ったのです。私は、私が知るようになった事柄を知らなかったがために不必要に病気に苦しんだ友人や家族を含む多くの人たちを知っています。そして、彼らもまた納税者なのです。あなたには、あなたのお金で購入したものを知り、その発見から利益を得る権利があります。

私の関係否認声明——私はあなたが私を信じることについてなんの経済的利害関係もありません。私は健康商品も、健康セミナーも、健康指導も売っていません。私は79歳（２０１４年時点）であり、長いあいだ報酬を受ける仕事をしてきていて、この本を利益を得るために書いてはいません。

もし、この本を読んで知ったことを友だちに話し始め、私と私の動機に対する友だちの激しい軽蔑にあったら（あうでしょう！）、彼らが文句をいっている根本の原因を考えてみてください。

そして、自分自身に問うてみてください。彼らの経済的利益は何なのか？　私がここで提供する情報を抑制することで、彼らは何を得るのでしょうか？

この話をすることは挑戦でした。「植物しか含まない食事」というのは、多くの人にとって馬鹿げた考えに聞こえるということはよくわかっています。でも、それは変わり始めています。この考えはどんどん広がってきているのです。

現在のシステムは持続不可能です。問題は、それがわれわれを倒す前に逃げ出すべきなのか？そのシステムがその経済的な重みと生物学的な論理によって自滅するまで、われわれは自分たちの体を、心を、地球を、そのシステムから出た鉱さい（カス）で汚染し続けるのでしょうか？

前の世代では、どう食べるかは個人的な問題でした。われわれの食べ物の選択は動物や植物や地球の環境収容力はもちろん、他人の幸福や苦しみにはほとんど影響しないように思えました。それが本当だったとしても、もはやそうではありません。私たちが個人的に食べるもの、そして、それが総合したものは、ウエストラインや血圧の値よりもはるかに大きな影響を及ぼすのです。

選択するのはわれわれです。私は、この本があなたに賢く選択する勇気を与えてくれることを期待しています。

あなたの健康と、次の世代と、地球全体のために。

※第1部の傍注は巻末に掲載しています。

第Ⅱ部

プラントベースド
ホールフーズの
症例と研究

Cases and a study of
Plant Based Whole Foods

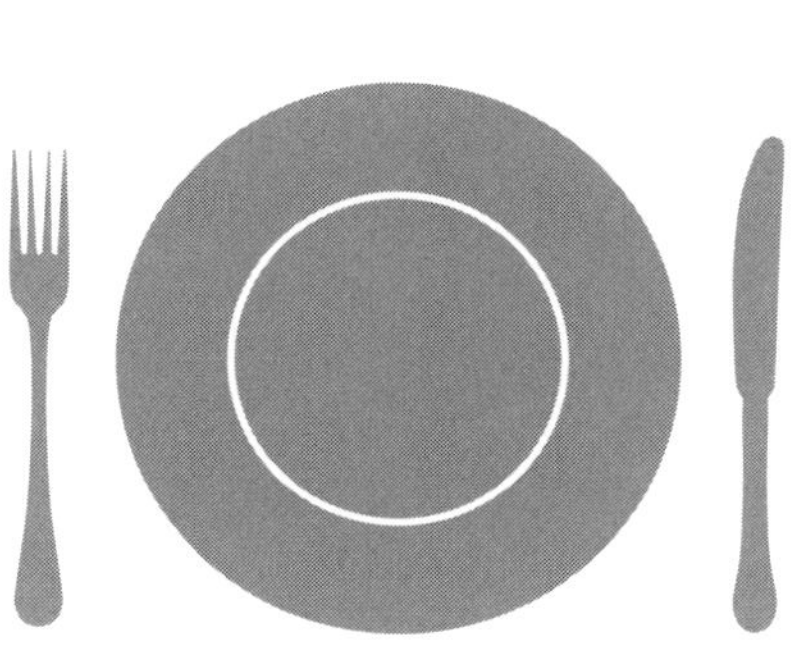

1. 症　例

プラントベースドホールフーズ（ＰＢＷＦ）でがんや難病を治療した人たち

食と栄養に携わるようになって、末期がんから生還した人たちに多く出会うようになりました。両親をすでにがんで亡くしていた私は、がんは死に至る病であり、うちもがん家系なのでいずれは自分もがんを患って死ぬのかと漠然と思っていましたが、今ではほとんどのがんは生活習慣病であるということを理解しています。

私が出会ってきた、がんや難病を克服した人たちは皆、抜本的にライフスタイル、特に食生活を変えたという共通点を持っています。

明らかになった動物性タンパクとがんの関係

T・コリン・キャンベル博士らが行ったネズミの実験では、発がん物質のアフラトキシンでがんを形成しておいたネズミを「5%の低タンパク食」と「20%の高タンパク食」を与えるグループに分け、それぞれ、がん病巣の成長を観察した際、低タンパク食では病巣は減少し、高タンパク食に切り替えると病巣は成長しました。そこでまた低タンパク食にすると病巣は減少し、また高タンパク食にすると病巣は成長します。

この実験に使われたタンパク質は牛乳の主要タンパク質であるカゼインであり、小麦の主要タンパク質グルテンや大豆タンパクではがんを成長させませんでした。これらの一連の実験は25年以上にわたって行われ、実験結果は1970年代から1990年代にわたり多数の論文で報告されています。

がんの進行の段階は、イニシエーション（形成開始期）、プロモーション（促進期）、プログレッション（進行期）に分けられ、キャンベル博士らは動物性タンパクはがんのプロモーションを促進するが、プロモーションは可逆性があることを見出しました。

博士らはさらに、さらされた発がん物質の量よりも、摂取する栄養素のほうが、がんの成長促進にはるかに影響が大きいことを見出しました。

現在では、動物性タンパク質に多く含まれるアミノ酸であるメチオニンががんを引き起こすことがわかっています。メチオニンは特に魚と鶏肉、次いで卵、牛肉、牛乳などの動物性食材に多く含まれ、植物性食材には少ない。このことからもＰＢＷＦの食事でがんが予防でき、治療もできることがわかります。

このことを自らの壮絶ながん体験で証明した1人の日本人男性の例を紹介します。

症例1：八坂正博さん（男性　1951年1月生。49歳の時、肺がん発症）

発症　余命6か月

２０１７年８月現在、66歳の八坂正博氏は、49歳の時、余命6か月の末期がんを宣告されました。お酒、お酢、そして鮒寿司といった発酵食品で知られる滋賀県高島市の近江今津で会社を経営していた八坂正博氏は２０００年８月、49歳の時に体の異変に気がつきました。呼吸がしづらくなり、血痰も出るようになったのですが、不景気で会社が大変な時だったので、病院に行く暇もなく働いていました。

9月になると右下肢全体が腫れたまま引かなくなりました。10月ごろには左上肢が腫れて引かなくなり、その1週間後には右上肢が腫れました。11月になり、ようやく地元の高島病院を訪ねました。

診察にあたった安井医師は八坂氏の幼馴染の麻酔科医。エコー検査で右下肢の静脈に大きな血栓ができていることがわかりました。入院して1週間点滴を受け血栓を溶かす治療を受けましたが、退院後、今度は息が苦しくなり、12月に再入院しました。入院中に胸部のCT撮影もしました。四肢の腫れは改善し、12月26日に退院しましたが、退院後も血栓予防のためにワーファリンを服用しながら、また仕事で駆けずり回る日々を送っていました。

年が明け2001年1月26日、高島病院の安井医師から電話がありました。安井医師が八坂氏の胸部CTを京大呼吸器外科の医師に見てもらったところ、ステージの進んだ肺がんと診断されたとのこと。電話を受けた奥様は電話口で涙が止まらなかったといいます。

2月4日、八坂氏は京都に出向き、京大呼吸器外科和田洋己教授の診察を受けました。診断は左肺門部原発、胸腺転移のある肺がん。余命6か月、治療すれば1年半の命を宣告されました。そして2月末の入院が決まりました。

甲田療法を併用

八坂氏は入院待ちの間に八尾市の甲田医院を訪れ、甲田療法の食事を学び、入院までの10日ほどの食事を生の玄米を粉に挽いたもの、青泥と呼ばれる緑の葉っぱの野菜を5種類以上ブレンダーで混ぜたもの（すなわち緑の葉のスムージーもしくはフレッシュな青汁ともいうべきもの）、人参、大根、山芋を擦り下ろしたもののみで過ごしました。ＰＢＷＦかつ、ローフード（生食）といえるものです。

２月27日に京大病院呼吸器外科に入院してからは甲田療法を実践できませんでした。当時、病原性大腸炎Ｏ－１５７の流行があり、病院では加熱した食事しか提供されなかったのです。八坂氏は入院後はじめの３日間は何も食べませんでした。４日目からは火の通った野菜とおかゆが出されるようになり、それと病院の売店で購入した生野菜、果物、ペットボトルの水だけを摂取しました。

入院して4週間、検査ばかりで治療は全くされませんでした。６か月の余命宣告をされながらまるまる１か月間、なんの治療も施されないうえ入院していては甲田療法を実践することもできない（当時、八坂氏には知らされていませんでしたが、手術を行えなかった理由の１つは、ワーファリンを服用していたためであった）。

１か月目の教授回診の折、八坂氏は教授に向かい「治療してもらえないなら退院させてもらいます」と言いました。すると南西病棟に移され、３月27日から治療が始まりました。月曜から金曜まで週5回、全部で23回の放射線治療と（これが放射線を許容できる限界だという)、点滴と内服による抗がん剤治療を並行して受けました。金曜日の放射線治療が終わると、すぐに病院を出て滋賀県の近江今津の自宅に向かいました。南西病棟から京阪電鉄「神宮丸太町駅」までは距離にすると近いけれども放射線治療と化学療法で弱った体には遠い道のりで、フラフラしながら休み休みようやくたどり着き、京阪電鉄、地下鉄、JRと乗り継いで帰宅しました。自宅で甲田療法を実践するためです。

月曜日には治療時間に間に合うように奥様が車で送ってくれます。山芋はすぐに変色するので、大根、人参を厚めにスライスしたものをクーラーボックスに入れて病院に持ち込みました。

ゴールデンウイークに退院したものの、退院後も点滴による抗がん剤治療のため通院しました。週に1回6週間を1クールとして、間に2～3週間の休みを入れながら4クールが予定されましたが、抗がん剤の副作用で苦しみ、休みがちとなり、予定どおりに治療は進みませんでした。内服の抗がん剤は副作用があまりにも酷いので勝手に中止しました。

3年後に再発

こうして厳密に甲田療法を実践し、余命宣告されてから3年が経過していましたが、そのころから食生活が乱れがちとなりました。野菜は食べていたが玄米の生食はやめ、週のうちの半分は魚か肉を食べ、飲酒も時々するようになりました。体はしんどいままでした。

乱れ始めた食生活を3か月ほど続けた2004年6月、真言宗に入信し、出家を果たした八坂氏は、周囲の人に支えられながら、滝行に向かいました。この時、首の右側がおよそ5センチ径で岩のように固く、ボコボコとしていることに気づき、すぐに京大病院を受診したところ、天理市の病院にPETスキャンを撮りに行くよう指示されました。すると左の胸壁にも食パン大の取り込みが見られました。がんの再発です。

ハイパーサーミアによる温熱療法

京大病院で放射線治療を始めましたが、3日で中止となりました。すでに放射線療法は許容量上限まで受けてしまっていたので副作用が心配されたのでしょう。京大病院にはハイパーサーミアの装置がありましたが、これを使える医者が居らず装置は眠っていました。しかしながら、堺市の病院に出向していた医師が金曜日ごとに京大に戻って八坂氏のハイパーサーミア治療を担当してくれることになり、金曜日ごとの治療が6か月間続きました。

このハイパーサーミアの経験がある医師に「平らで施術がしやすい左肺のがんには有効だが、立体的な部位にある右頸部の転移がんには効きにくい」と告げられました。

このころ京大病院には化学療法部が新設され、八坂氏の退院後2か月ごとの診察を担当していた柳原准教授が化学療法部の長になっておられました。化学療法部で薄い抗がん剤の点滴を受けながら点滴瓶ごと地下のハイパーサーミアの部屋に移動し、点滴を受けながら処置台に寝て大きな器具で挟まれ身動きせずに照射を受ける、ボーラス法というものです。

ハイパーサーミアというのは温熱療法のことで、がんは高温で死滅しやすく、がん細胞を排除してくれる免疫は高温のほうが働きやすいことを利用したものです。主に代替医療や統合医療で用いられることが多く、有効で安全な方法です。これをタイミングよく西洋医療の病院で受けられたことは八坂氏にとって幸運なことであったと言えます。

じつはこの温熱療法にはもっと柔軟に体のどんな部位にでもあてることができる方法がありです。その1つであるインディバ・ハイパーサーミアは私のクリニックでも手術後の傷の回復促進や美容目的で20年前から使用しています。

「いつの間にか治っていた」

八坂氏のがんは、6か月のハイパーサーミア治療の間に、治らないと予想された頸部の転移巣が消失し、左胸部には効果がなかったと医師に言われました。もちろん転移がわかった時点から、食事は厳格な甲田療法に戻していました。ところが、左胸部のがんもいつの間にか治っていたことが後の検査でわかりました。「いつの間にか治っていた」というのは医療者側から見た見地です。

八坂氏は、がんが消える時には自覚があるのだといいます。6か月間のハイパーサーミアの治療を終了し、「左胸部のがんは残念ながら治らなかった」と告げられた1〜2か月後、左胸の赤みと痛みが一瞬にして消えたのです。

再々発

それからは厳密な甲田療法の食事を守っていました。しかし、がん宣告から5年以上経過した2006年の秋ごろ、気の緩みが出ました。ご長男の結婚が決まり、お祝いの席などで3〜4か月間肉や海産物、アルコールなどを摂取するようになったのです。そのころ左肩の首に近いところにコブができていることに気づき、ある日痛みを感じて見てみると「花の蕾」ができていました。隆起は4センチくらいになっていました。

すぐに京大病院に行き、1度だけ抗がん剤の点滴を受け、翌週抗がん剤の点滴を受けるつもりで受診すると、血液検査の結果が告げられました。赤血球、白血球、血小板共に数値が著しく低く、もう治療ができない。自宅療養かホスピスで最期を迎えるかの選択を迫られました。

がんをコントロールする

自宅に戻り、甲田療法生食療法Aを行いました。これは半断食です。すると3日で肩のがんのこぶのてっぺんの赤みが消失し、1週間で隆起や赤みが消失するとともに、痛みもなくなりました。

八坂氏はその後11年間、甲田療法を基本とした食事を続けています。具体的には、生野菜中心の食事で、加熱した野菜も食べます。調味料はこだわりの海の塩と昔ながらの製法で醸造された本物の醤油を少量。白米を1日に1合程度。キュウリの酢の物の中に入っている程度のちりめんじゃこは食べます。卵をだし巻きかゆで卵で1週間に1回程度。焼き魚か刺身を週に2回程度。果物はあれば少し食べます。

陸の動物は決して食べません。アルコールも飲まない。コーヒーは時々飲みます。水分は水、麦茶、日本茶の形で1日に1・5リットル以上飲みます。玄米粉は自分で工夫して作った発酵食品に入れて日に2～3回食べます。

この発酵食品は、八坂氏が生き延びるために自身で開発したヨーグルト様のものです。2度目のがん再発で医師から見放された八坂氏は、自分で食事をコントロールすることによって、がんをコントロールしてきました。

「鮒寿司」を食べて病気を治す

2度目の再発の後、いつも食べている玄米粉をおかゆにして、鮒寿司の乳酸菌で発酵させてみました。臭いので、玄米ではなく白米にしてみたがまだ臭い。無洗米にしてみると臭くない。玄米を洗い、テンパリングすると臭くないことがわかりました。地元の同級生が無農薬の近江米を作っています。地元の水もよいものがあります。

八坂氏の地元では、子どもも大人も体調を崩せば鮒寿司を食べて治すという風習があります。鮒寿司は琵琶湖の鮒を蒸した米で発酵させるこの地方に古くから伝わる発酵食品です。今でこそ「免疫の80％は腸にある」とか「腸内環境が健康の決め手」といった情報が一般にも知られるようになりましたが、この地方では昔からどんな病気にも鮒寿司を食べさせるのは当たり前のことでした。代々伝わるさまざまな種類の乳酸菌が腸内環境を整えるためでしょう。八坂氏が自身で工夫して作った発酵食品とは、この鮒寿司がベースになっています。

乳酸菌の効用

乳酸菌というものはとても種類が多い。それぞれの人にあった乳酸菌で腸内環境を整えてこそ健康になります。鮒寿司の乳酸菌は、じつは動物成分を含んでいません。米由来の乳酸菌だからです。八坂氏はこの乳酸菌が自分の健康を守るだけでなく、鮒寿司と同じく、ほとんどどんな人の健康にも役立つと気がつきました。特にアトピー性皮膚炎の子どもに毎日食べさせると、2か月ほどで湿疹が出なくなり、皮膚がきれいになると気づきました。アレルギー科の医師にもこの乳酸菌の検証を依頼し、効果があるとの実証を得たそうです。

筆者が八坂氏と出会ったのは2013年秋ごろ、私がクリニックビルの1階にプラントベースド・ホールフーズ（ＰＢＷＦ）を基本コンセプトにしたビーガンカフェ「ＣＨＯＩＣＥ」（チョイス）を立ち上げたころです。ご自分で京都まで車を運転してこられ、お元気そうに見えました。

今回インタビューをさせてもらってわかったことですが、その少し前までは、頭もスッキリせず、体はしんどく、車の運転もできず、歩くのもままならず、１～２時間起きて仕事をすると、１～２時間横にならずにはいれない状態だったそうです。抗がん剤の影響が抜けるには年月がかかるからだ、と八坂氏は分析しています。

現在、左肺門部にがんは存在しますが、これは10年間そのままで、大きくなる気配がない。八坂氏は少し魚や卵を食べるなど、厳密な甲田療法から少し緩めた食事を摂ることを可能にしているのは、日に３回食べる鮒寿司由来の乳酸菌を使った発酵食品のおかげだ、と確信しています。

症例２：Ｎちゃん（女児　初診時１歳２か月、現在４歳10か月）

ワクチン接種で発疹が

２０１４年１月下旬、出張で京都に来られていた父親が相談に来られ、携帯で女児の患部の写真を見せながら、母親と連絡をとりつつ説明されました。

前年の10月、生後11か月の時、左上腕にBCGを打ったのをきっかけに、右のこめかみに1センチくらいの赤く鮮やかな内出血のような発疹が出て、徐々に散るように茶色っぽく2倍くらいに広がったそうです。発疹は消えないまま、2か月ほどして風邪の高熱が出たり、予防接種を打つたびに新たな場所に増えていったそうです。

Nちゃんは生後8か月まで母乳で育っていましたが、前年の10月ごろから離乳食を始めたということでした。

原因不明

2月始め、仕事の合間を縫って父親が新たな情報を持って来院されました。

1月23日にヒブワクチンと小児肺炎球菌ワクチンの同時接種を受けたところ、1月25日に39度の高熱が出て、赤い発疹は臀部にも出たといいます。注射を打ったクリニックでは「発疹は注射と関係ない」ということで、発熱に対してカロナール（解熱剤）を処方されました。

1月29日に別の小児科を受診したところ、「発疹は食物アレルギーとは関係ない。原因は不明」との診断で、皮膚科を紹介されました。

こめかみに始まった発疹は耳の前、腕、腰、お尻、太ももと広がるばかりで、消えていく様子がありません。父親は、当院を「あざのレーザー治療のパイオニア」と聞き及び、藁にもすがる思いで来院されたのでした。

私は、発疹はあざではないのでレーザーは効かないこと、原因は予防接種による毒と何らかの食品が複合して作用していると思われるので、遅延型フードアレルギー検査をするようにと説明しました。Nちゃんはすでに別の病院でアレルギー検査を受けていて、アレルギーはないと診断されていたので、何でも食べさせていたそうです。

一度本人の診察をと希望されましたが、Nちゃんの上に2歳のお姉ちゃんもいて、なかなか京都まで連れてくることが難しく、ようやく2か月後の4月5日、父親の運転で一家4人が京都まで受診に来られました。4人ともクリニック1階に併設している自然食レストラン「CHOICE」のプラントベースドホールフーズの食事を召し上がられ、その日にできる限りの検査と治療を受けて帰りました。

遅延型フードアレルギー

遅延型フードアレルギーの検査結果は、Nちゃんはカゼイン、チェダーチーズ、カッテージチーズ、牛乳、ホエイ、ヨーグルトとすべての乳製品に強いアレルギーがありました。家族4人全員にアレルギーがあり、とりわけひどかったのがお父様で、乳製品、卵、小麦が最高値を示していました。Nちゃんは小麦と卵にもアレルギーがあるという結果が出たので、「とにかくこの3つの食品を食べさせないでください」とお願いしました。

するとご両親は「それは無理です。いったい何を食べさせたらよいのですか?」とよくある反応を示されました(私はそのためにCHOICEを作りました)。私は「2週間でいいので、乳製品、小麦、卵を完全除去してください」とお願いしますと、それならばできそうだといっていただきました。

食事内容を変え1週間で症状改善

すると、1週間後に「発疹が消えてきました!」と嬉しいメールが来ました。1週間で明らかに薄くなり始めた発疹は1か月ほどで完全に消失したそうです。

その後、完全除去食は1年半続け、3年半たった現在、もうすぐ5歳の誕生日を迎えられるNちゃんは元気に幼稚園に通い、園の給食もおやつもお友達と同じものを食べても全く問題なく、肌トラブルも一切ないそうです。今も風邪や体調不良時には乳製品の摂取を控えるよう気をつけているそうです。

症例3：Kちゃん（女児　初診時4歳5か月、現在10歳）

単純性血管腫のレーザー治療とひどい炎症

２０１１年5月中旬に別の病院からの紹介で来院されたKちゃんは、顔のほぼ全範囲と両脚の一部の皮膚が赤く、単純性血管腫（ポートワイン母斑）と診断され、生後9か月から2歳半まで、大阪の有名なレーザークリニックで6回の全身麻酔下でのレーザー治療を受けたとのことでした。

レーザーのあと毎回出血し、かさぶたができると窪みができて赤みが強くなり、2か月くらいして元に戻る、という経過を繰り返していたそうです。

毎回出血するのが心配で、この年の2月に兵庫県の病院の形成外科を受診したところ、当院を紹介されました。赤あざのレーザー治療では通常出血したり、かさぶたができたりしません。当院には月に1回来院してもらい、全身麻酔はせずに、麻酔クリームを使って少しずつ治療していくことにしました。

初めのころは治療を嫌がり、毎回泣いて大暴れしていましたが、1年後には1人で大人しく治療が受けられるようになりました。

しかしながら、Kちゃんの皮膚はカサカサしていて、麻酔クリームがしみて痛かったり、炎症のため治療ができない部分が多かったりで、思うように治療が進みませんでした。近所の皮膚科を転々と受診し、ステロイド外用剤やワセリンなどの保湿剤を処方され、炎症を抑えてはレーザーを照射することを繰り返していました。

乳製品と小麦に強いアレルギー反応

小学校に入学して毎日学校で牛乳を飲むようになってから、全身の湿疹はますますひどくなったようです。乳製品の摂取をやめるようにと口頭で指導はしていましたが、徹底できていなかったので、２０１６年4月27日、遅延型フードアレルギー検査をしました。その結果、乳製品に強いアレルギーがあることがわかりました。小麦にもアレルギーがありました。

２０１６年6月から学校給食でのパンと牛乳の摂取をやめるようになって、ステロイド剤や保湿剤の外用が必要なくなりました。最初のクリニックでの治療で毎回出血していたのは、牛乳や小麦の摂取によるアレルギー反応による湿疹のためではなかったかと思います。

症例4：AKさん（女性　初診時40歳）

多くの疾病を併発

2012年2月下旬、瞼が重く、学生時代から頭痛持ちで、3年前からは特にひどく、顔と頭が重く、首と肩に重りが乗っているようだと、大変辛そうな様子で当院を受診されました。

10代のころから花粉症があり、よく目を擦っていたといわれたので、そのために眼瞼下垂症を生じたと考えました。花粉症は数年前から抗アレルギー剤の内服でかゆみが出なくなっているといいます。

4月上旬に眼瞼下垂症の手術を行い、経過観察中の5月、左腕の痺れと腫れを生じて、大学病院を受診したところ、脊髄空洞症と診断され、2012年10月初旬、8時間に及ぶ手術を受けました。さらには乳腺腫瘍も指摘され、摘出手術を受けました。

2013年5月ごろ、子宮内膜症のための出血がひどく、貧血になり、鉄剤を1か月内服し、貧血は治癒したそうです。

２０１２年から胃炎のためずっと胃薬を飲むなど、胃炎で苦しんだかと思えば、２０１３年には酷い腹痛と下痢を生じるようになり、下痢は多いときには1日に10回もあったそうです。

２０１４年3月には大腸ファイバーの検査を受けたけれど、異常はなく、病院では内科的な問題はないといわれたそうです。

食品が原因だった

２０１４年5月中旬、当院で食事の指導を行い、１週間後に再び診察に来られた際、「今まで毎朝食べていた糖の入ったヨーグルトと卵をやめたら、初日から下痢が止まりました」と報告してくれました。

その後も年に１、２回診察に来て様子を報告してくれます。

例えば、こんな内容です。

「砂糖が少しでも入ったものを食べてしまったら、下痢とふらつきが起こります」

「12月に卵を1回食べたら、めまいと下痢、吐き気、頭痛が3日間ありました」

「2月に寿司を食べたら、すし飯の砂糖のために3日間下痢が続きました」

「クルミを食べている最中から気分が悪くなり、目の下に赤い湿疹が出ました」

「風邪薬に卵白が入っていることを忘れて飲んでしまい、気分が悪くなりました」

などです。

最後に来院されたのは２０１６年2月下旬で、「新たな仕事にチャレンジするので、もう一度現在の体の様子を確かめておきたい」といい、多くの身体的な試練を乗り越え、新しい一歩を踏み出された様子でした。

2. 羽間鋭雄氏の研究

羽間鋭雄氏との出会い

羽間鋭雄（１９４２年8月生まれ）先生に出会ったのは２０１５年12月、あるアスリート関係の協会の設立パーティのときです。大阪のホテルで行われたそのパーティには、ローフードカフェオーナーシェフの福山明子氏とともに出席したのですが、立食パーティの料理がまさに「低炭水化物ダイエット」を意識したようなものだったことから、私たち２人は肉料理の付け合わせの野菜をさらっていました。すると、同じくメイン料理には手をつけず、生野菜ばかりをあさっている紳士がおられました。

その男性がメインゲストとして紹介され、スピーチの中で「いろいろな食生活を試してきたが、ローフードを食べている今が一番気持ちがいい。糖質制限をして肉食メインのときはいつもしんどかった」と述べたのです。羽間先生の食と身体への取り組みを聞き、私は大変感銘を受けました。

アスリート

大阪市立大学体育科名誉教授の羽間先生は、中高時代は中距離走者。中学生の時は800mと1500m、高校生の時は1500mの兵庫県チャンピオンでした。東京教育大学(現筑波大学)体育学部在学中は箱根駅伝の走者でした。大学卒業後から40歳ごろまで(1965~1980年)はボディービルダーとして隆々とした筋肉を誇っていました。

ボディービルをしていた40歳前までの食事は、筋肉を作るためと信じ、肉、魚、卵、ハム、ソーセージ、牛乳など動物性食材が中心で、野菜、果物も食べましたが、白米と菓子はできるだけ摂らないようにしていたといいます。

大学生時代50kgだった体重は、ボディービルダー時代は58kg、30代半ばでは一時65kgほどもありました。このころは一日中しんどくて眠かったそうです。ジムでは100kgのバーベルを挙げるのですが、常に横になりたかった。そのころはすでに学生と一緒に長距離を走ることができなくなっていました。特に体重が65kgあったころが一番しんどかったといいます。

肩こり腰痛など、常に筋肉の痛みに悩まされていました。排便後はいつも残便感が残り、細い便しか出なくなりました。いつもしんどく、疲れが取れず、眠く、だるい。腕を真横に挙げて保つこともできない。バーベルは挙げることができるのですが……。

ＰＢＷＦは人体にどのように作用するか

１９８１年、39歳の時、羽間先生は１年間玄米菜食（マクロビオティック）の食事をしました。すぐに痩せて、顔色が悪いと人は心配しましたが、体調はとてもよくなりました。以前は学生と走ると、脈拍数が２００を超えましたが、マクロビオティックの食事を始めてからは、走っても脈拍数は１８０を超えなくなりました。筋肉の疲労を感じなくなり、傷めなくなりました。１５０以上あった血圧は正常値になりました。

マクロビオティックの食事を1年ちょうどで終了し、１９８２〜１９８６年は魚を食べるようになりましたが、肉は欲しなくなったそうです。

１９８６年、44歳のとき、羽間先生は甲田光雄医師に出会いました。そして、１９８６年12月15日から1年間、甲田療法の食事を厳格に行い、血液データや身体機能について詳しいデータをとりました。

少し長くなりますが、羽間鋭雄先生自ら被験者となった貴重な研究なので、先生の承諾を得て、この時の研究レポートの主要部分を転載します。30年以上も前の調査研究ですが、ＰＢＷＦ、あるいは食養生の人体に与える影響を見るうえでとても参考になるものです。

1年間の生菜食が健康と体力に及ぼす影響（羽間鋭雄）

「生菜食」と呼ばれる食事（療）法は、加熱・調理しない生の玄米、緑黄色野菜、根菜のみを食べることを特徴としている。1年間にわたる生菜食、つまり低エネルギー、低タンパク質、低脂肪の食生活が健康と体力に及ぼす影響を調査した。

健康状態の一面を表す血液性状に関しては、生菜食開始後に標準値を下回る例がわずかに見られたが、4か月後からは回復し、適応していった。貧血は1年間を通して出現しなかった。その他の健康に関する諸項目にも問題はなく、むしろ日々の健康感は改善していった。

体重は、年間を通じてエネルギー出納が15～20％のマイナスであったにもかかわらず、開始後2か月で約10％（51・7kg→46・4kg）減少したにとどまり、その後はそのままで推移し、低エネルギーへの適応が見られた。

体力面では、とくに呼吸循環系持久力と筋持久力の双方に著しい効果を見た。その他、筋力、柔軟性、瞬発力、敏捷性も向上した。開始前からもともと体型はやせの部類であり、期間中には体重減少により、ＢＭＩが21から18へと減少したが、体力は月日の経過とともに向上していった。

運動中の血圧は、開始時より徐々に低くなり、疲労困憊テストにおいても１７４㎜Hgのレベルに留まり、心臓血管系に対する負担の軽減を見た。

栄養学から逸脱したかに見える1年間の食生活であったが、健康と体力の両面に改善が見られたことにより、栄養学に対する新しい視座を得た。

【序　論】

第2次大戦からの目を見張る経済的発展と、国際交流の促進によって、我が国の生活は従来のスタイルから、あらゆる側面において急速に欧米化が進んできた。

それらの変化は、青少年の体位の向上や、医療の進歩と健康保険の整備と相まって平均寿命の延長をもたらした反面、以前にはあまり見られなかった肥満、糖尿病、高血圧、高脂血症、動脈硬化、痛風、心筋梗塞、脳血管障害、ガンなどの疾病が増加した。そして、「成人病」と呼ばれていたこれらの病気の発症が、生活習慣と深く関わっていることから、厚生省（１９９６）は、これらを総称して「生活習慣病」と呼ぶことを公表した。

健康や疾患と関連の深い生活習慣は、おもに食事、運動、喫煙、アルコール、ストレスなどが上げられるが、中でも生命を維持するための基本である食生活はとりわけ重要である。これは、米国に在住する日系人が、一般の日本人に比較して、先に述べた生活習慣病と呼ばれる疾患の発症率がはるかに高いことからも明らかであり、我が国の健康や疾患の問題が、伝統的な米と野菜を中心とした食事から、動物性食品の多い欧米型へと変化してきたことに負うところが大きいことを示している。すなわち、これらの疾患の原因は、エネルギーや動物性脂肪の摂り過ぎと、野菜など食物繊維の不足によるという「食原病」という側面を持っている。事実、欧米においても、肉類の摂取の少ない菜食主義者は、心疾患やガンなどの発症率が低いことが明らかにされている。[1]

日本においても、玄米を主食として、全く動物性食品を摂らない低エネルギー、低タンパク質の玄米菜食者や、さらにその上に絶食療法を採り入れている人々がいる。[2][3] 中でも、動物性食品を全く含まず、玄米と野菜だけを、加熱調理しない「生菜食」と呼ばれる食事療法が、疾病（とくに現在でも有効な治療法が確立されていない慢性疾患や難病）に対して、しばしば著効があると報告されている。[4]

この食事法は、生玄米粉、生ゴマ、生緑黄色野菜を中心とした数種類の葉菜、大根、人参、山芋などの生の根菜のみを、朝夕1日2回、総計1000kcalあまりを摂取するだけのものである。

この完全菜食は、近代栄養学の常識から見れば、かなりの低エネルギー、低タンパク食であり、栄養素、とくにタンパク質と脂質の摂取量の不足が問題になる。

このような完全菜食が生体にどのような影響を与えるかについては、タンパク質代謝や骨塩量に関するものがわずか見られるが[5][6]、体力についての研究はほとんど報告されていない。

この研究は、健康な男性・体育教師（筆者）が、この完全生菜食を1年間実施したときの、健康と体力の変化を、追跡調査したものである。

【研究の背景】

生菜食療法とは、大阪在住の甲田光雄医師（医学博士）が、医学から見放された生来の病弱を自ら克服した体験と、30数年にわたる臨床体験から実践・提唱している、薬も手術も一切用いず、わずかな玄米食や生菜食あるいは絶食（断食）を中心においた独自の治療法であり[7][8]、薬品と手術を治療の中心に据えた近代医学とはおよそかけ離れたものである。しかし、一見非科学的ともいえるその療法によって、事実さまざまな難病を克服し、その後もその食生活を続けて、元気に社会生活を送っている人々が珍しくない。

この治療法・健康法の中心を貫く考えは、栄養素を満たすことを大前提とした近代栄養学に対して、できる限り余分な栄養を排し、無駄なものを体から出すことこそ最も重要であるとするもので、「マイナス栄養」(9)という概念を提唱している。

被験者でもある筆者は、体育学を専攻し、13～22歳まで長距離ランナーとしてランニングに明け暮れ、その後十数年間40歳に至るまでウェイト・トレーニング(ボディ・ビルディング)に取り組み、いわゆるトレーニングや体力づくりによる健康づくりの実践・研究・指導に努めてきた。

しかし、肉類を中心としたタンパク食品を十分摂り、トレーニングに励んで、筋肉や筋力が著しく発達して逞しい体を維持していた十数年の間、①常に疲れやすい、②1日中眠くてたまらない、③腰痛や筋肉痛がひどい、④風邪に罹りやすい、といった日々が続き、けっして充実した健康を実感できるような状態ではなかった。

その原因は特定できないが、野菜・果物の摂取については十分心がけていたとはいえ、おそらく朝・昼・夕毎食の動物性食品によるタンパク質の過剰摂取と、米・パン・パスタ類をほとんど摂取しないことによる糖質(複合炭水化物)の摂取不足であったと考えられる。

そのような状態から、ある日を境として、それまでの動物性食品中心の食生活とは全く対極になる、一切の動物性食品なしの玄米菜食をほぼ1年間経験した結果、筋肉と体重は減り、筋力も減少した(トレーニングも中止した)が、本来なら体力や健康にかげりが出始めるはずの40歳過ぎから、逆に体調はどんどん改善されて、先に述べた症状もなくなり、良好な健康を実感できるようになっていった。

それ以来、時に少し食べる魚介類以外の動物性食品を一切摂らない食事を続けた結果、動物性食品を多く摂取していたときと比較して、驚くほどの体調の改善を体験し、食物の健康や生命に及ぼす力の大きさを自ら経験したように感じた。

健康にとって、食事がいかに重要であるかを自ら体験し、食事の改善によって生まれ変わったとさえ実感している筆者にとって、「自分の本意は病気治しではなく、究極の健康法である生菜食を世界へ普及させることである」と唱える甲田医師の情熱と多くの臨床例によって裏付けられた実績は、さらなる健康づくりの道を探求しているものとして実践に値するものと思えた。

また、栄養科学の常識から見れば一見無謀とも思える生菜食に挑戦する別の背景としては、1日1食、わずかな玄米と野菜だけで93歳の長寿を全うした医学者二木謙三博士（元東京大学医学部教授、日本学士院会員、学士院恩賜賞、藍綬褒章、文化勲章、勲1等瑞宝章を授与）の「食物は、生きたまま食べるのが理想であり、できれば、生で食べるのが最良である」という主張と[8]、野菜、種子、果物、海草類を基本とした完全な菜食主義であった、メルボルン（1956年）、ローマ（1960年）の両オリンピックで3個の金メダルを獲得した歴史に残る名スイマー、マレイ・ローズ（豪）の、「食物は、極力加工や加熱を避けたとくに『生』で食べることこそ重要である」という考えであった[9]。

難治性疾患に有効な成果を上げている実績の数々は、自然治癒力や生命力そのものを高めることを裏づけるものであり、加えて、世界的な業績を残した医学者の言葉と、世界記録を樹立したオリンピックチャンピオンの事実は、それが、健康改善や体力向上につながるのではないかという仮説を立て、期待を抱かせるのに十分な根拠となるものであった。

近代におけるいわゆる科学的分析がなかった時代のものの見方や観念は、すべて体験的、実証的であったがゆえに、たとえそれが科学的説明がつかないとしても真実を語るものが少なくない。そこにある事実を説明できないのは、科学が未だ説明できるに至らないからに他ならないのである。古来より伝わる「食は命なり」「医食同源」といった「食」に対する思想や観念が、近代科学で説明できない部分を持ち合わせているのもまた、その例に漏れないものであろう。

古来の教えの1つである「身土不二《しんどふじ》」とは、その土地の食物によって肉体が作られることをいい、「土産土法《どさんどほう》」とは、その土地の産物を、その土地の料理法で食することの大切さを説いている。その考えは、エスキモーもアフリカも欧米も日本も、世界中の人間が、動物性、植物性併せて1年中30品目以上摂らなければならないという近代栄養学の教えにはけっしてそぐわないものである。

しかし、地球上のすべての動物が、その土地の、その季節の、自分の歩ける範囲の物しか手に入れることができるはずもなく、それによって営々と命を存続させてきているのであり、人間もまた、その地球上の一種の動物にすぎないことを思うとき、すべての地球人が、本来その土地や季節にない食物を1年中揃えて食べなければならないとする近代栄養学は、必要な栄養素を外から補うという観点からすれば、たしかに合理的で理屈に合うが、自然の理屈や法則には合っていないのではないかという素朴な疑問を覚えるのである。

また、生きるための食物は、生物の部分や栄養素ではなく、「命」ある姿そのまま丸ごと摂ることが大切であるとの考えも、古くから伝えられる重要な思想である。それは、例えばそれぞれ栄養素的には違いのない、暖めれば雛になる「有精卵」と腐る「無精卵」や播けば芽を出す「玄米」とけっして芽を出すことはない「白米と糠」が、それぞれ生命に与える力は同じでないという考えにもつながる。

さらに、地域、民族、年齢などを区別しない近代栄養学に対して、陰陽の思想による「食」の教えは、体質、身体状態、年齢など個人に合わせた食物を摂ることの重要性を説いている。

以上に述べた「食」の思想や観念は、現時点においては科学的とは言い難いところも見られるものの、事実、実証、体験から生まれたものとして、十分検討するに足るものである。

この研究は、古来の「食の思想」に近い食生活を実践することによって、健康や治病のみならず、スポーツの種目や目的に応じた望ましい「食」についての、新たな検討を試みる足がかりを得ることを目的とするものである。

【調査方法・調査内容】

Ⅰ　調査の期間／主たる場所

期間：１９８６年12月15日～１９８７年12月22日

場所：大阪市立大学

Ⅱ　対象

性別：男性、年齢：44歳、身長：１６０cm、体重：52kg、体育教師（大学）、健康体である。

10年間の長距離走に続き、20年近くに及ぶウェイト・トレーニングを継続した後、生菜食までの５年間は、週2～3回の体育実技と時折のゴルフ以外は特別の運動はしていない。

Ⅲ　生菜食の内容および摂取の仕方

完全生菜食の実験を開始する4～5年前の1年間は、動物性食品なしの玄米菜食を実施し、その後の4年間は肉類を除き、米（多くは胚芽米、時に玄米）・野菜を主とし、卵・魚も交えた、いわゆる従来の日本食といわれる内容のものであった。これは、脂質を除いて、ほとんどの栄養素の摂取量が、我が国の国民栄養調査成績の全国平均値（厚生省保健医療局健康増進栄養課監、１９９３）に近い値であった。

表─1　生菜食ダイエットの例

生菜食（1回分）			
内　容		g	Kcal
玄　米		80	281
ご　ま		25	145
葉菜	ほうれんそう	24	6
	パ　セ　リ	15	6
	き　く　な	25	5
	セ　ロ　リ	43	6
	ブロッコリ	26	3
	ちんげんさい	40	5
	レ　タ　ス	22	3
	サニーレタス	30	4
	キャベツ	28	7
	小計	253	45
根菜	大　根	100	18
	人　参	100	31
	山　芋	50	32
	小計	250	81
リ　ン　ゴ		250	115
レ　モ　ン		20	5
塩		4	
小計		274	120
合　計		774	672

生菜食（1日分）		
内　容	g	Kcal
玄　米	160	562
ご　ま	50	290
葉　菜	500	90
根　菜	500	162
りんご	500	230
レモン	40	10
塩	8	
	1758	1344

表―2　通常食ダイエットと生菜食ダイエットの比較

食　物	通常食（g / 日）	生菜食（g / 日）
シリアル	623	160
ジャガイモとデンプン	16	104
砂糖および甘味料	5	0
お菓子	37	0
脂肪および油	5	0
種子およびナッツ	2	50
豆類	140	0
魚介類	76	0
肉類	0	0
卵	10	0
牛乳	12	0
野菜類	476	827
果物	161	540
キノコ類	32	0
藻類	23	0
調味料・香辛料	32	22
調理済み食品	7	0

表―1に生菜食の内容を示したが、玄米は、食べる直前に製粉機で粉状にし、それにすりつぶしたゴマと塩をまぜた。葉菜は、主に数種類の緑黄色野菜とリンゴを潰して（ミンチにして）、汁だけでなく繊維も併せてすべて食べた。根菜は、主に大根、人参、山芋を初期（約3か月）はすり下ろして、その後は、細かく刻んだり、そのままかじって食べた。これを、昼（正午前後）と夕（午後6時前後）の1日2回に分けて食べ、その他は、お茶（主に乾燥した柿の葉を使った柿茶といわれるもので、ビタミンCの含有量が多い）と水（合計1・5～2・0リットル）以外は何も摂取しなかった。

表―2は実験前の普通食と生菜食の摂

表―3　通常食ダイエットと生菜食ダイエットの栄養素比較

栄養素	通常食（日）	生菜食（日）
エネルギー	1745 kcal	1343 kcal
炭水化物	295 g	231 g
タンパク質	71 g	39 g
脂肪	35 g	33 g
塩	16 g	10 g
繊維	7.6 g	11.4 g
灰	27 g	25 g
カルシウム	663 g	1,095 mg
リン	1305 mg	1150 mg
鉄	14.2 mg	17.6 mg
ナトリウム	6192 mg	4051 mg
カリウム	3618 mg	4852 mg
カロテン	7562 IU	17401 IU
ビタミンA	4381 mg	9695 mg
ビタミンB_1	1.489 mg	2.039 mg
ビタミンB_2	1.383 mg	0.939 mg
ビタミンC	253 mg	275 mg
ナイアシン	18.7 mg	15.0 mg
ニトロゲン	11.7 g	6.6 g
炭水化物比率	80.8 %	70.7 %
脂肪比率	10.7 %	20.4 %
タンパク質比率	8.6 %	8.9 %
（内 動物性タンパク質）	27.6 %	0.0 %
タンパク質スコア	0.751	0.687

取食物の内容と重量の比較である。摂取した主食品の種類においても、生菜食は、普通食の15種類に対して、6種類しかなく、非常に限られたものであることがわかる。

表―3は実験前の普通食と生菜食の栄養素の比較である。生菜食は、普通食に対して、摂取エネルギー77％、タンパク質55％である。しかし、微量栄養素に関しては、所要量を下回るものはなく、カルシウム１６５％、カリウム１３４％、ビタミンA２２１％、ビタミンB_1 １３７％等、むしろ上回るものが見られた。とくにビタミンAおよびカルシウムは、国民栄養調査の全国平均値（厚生省保健医療局健康増進栄養課監、１９９３年）[10]の5倍近くに達していた。なお、素繊維の摂取量は約13gで、この値は、高齢者の摂取量の調査に比べて3倍以上多かった。

タンパク質、糖質、脂質のエネルギー比率は、脂質が10％低下し、糖質が10％上昇したが、タンパク質は変化しなかった。タンパク質の質は、FAO／WHO／UNU（１９８５年）の評点パターンで75となり、制限アミノ酸はリジンであった。

この実験期間中、9〜10か月目にあたる2か月間のみ、少量（50〜１００g）のピーナッツとおかき（米菓）を摂取した（以下A期間と呼ぶ）。完全生菜食（１３００〜１４００kcal）に少量の加工した米とピーナッツを加味したことによって、体重、脂肪量、体温、脈拍、血液性状など多くの項目で変化が見られた。2か月後また規定の完全生菜食に戻すと、変化したすべての項目が急速に変化して元に戻った。完全生菜食の研究からは少しはずれた期間を持ったことにより、生菜食の意味がより明確になるという予期せぬ成果が得られた。

Ⅳ 測定項目・方法

（1） 排便回数および糞重量

（2） 窒素出納

尿中のクレアチン濃度はFolin変法、尿素濃度はインドフェノール法、食品、糞、尿の物理的燃焼値は熱研式自動ボンベ熱量計、食品、尿、糞中の窒素はセミミクロキェルダール法で、それぞれ測定した。

（3） 血液性状

血液性状の変化を、生菜食実施前および実施後、2、4、6、10、12か月ごとに調査した。検査方法は、角田ら[11]田中ら[12]の方法に基づいて分析した。

（4） 形態

体重、胸囲、腹囲、殿囲、上腕囲、前腕囲、大腿囲、下腿囲、足首囲および身体組成について2か月ごとに測定した。

身体組成は、著者らのこれまでの報告[13][14]に基づき、水中体重秤量法を用いて身体密度を求め、同値から体脂肪量・体脂肪率および除脂肪組織量（以下LBM）を測定した。なお、残気量は、ヘリュウム希釈法から推定した。体脂肪率の算出には、Brozek et al.[15]の式を用いた。

(5) 代謝機能

①基礎代謝量

起床時にベッドの中で、呼気ガス分析機(東レエンジニアリング製)によって酸素摂取量・呼吸商(RQ)を測定し、呼吸商よりZuntz-Shbergの計算式により算出した。

②消費エネルギー量

できるだけ詳細なタイムスタディを作成し、「日本人の栄養所要量」(厚生省)による日常生活動作の労作強度表より、エネルギー代謝率を使って算出した。

③体温

毎起床時にベッドの中で、口中で測定した。

④脈拍

毎起床時にベッドの中で、触診にて測定した。

(6) 体力

①最大酸素摂取量(Running & Pedaling)

田中ら[11]の方法に基づき、自転車エルゴメータおよびトレッドミル走による多段階負荷漸増法により測定した。

②最大酸素摂取量測定(Pedaling)時における血圧変動

自転車エルゴメータを使用して、多段階負荷漸増方式により、疲労困憊に至るまでの血圧変動を1分ごとに測定した。血圧計は、コウリン社製の自動血圧計を使用した。

③1時間ランニング（100~200m／分）と1時間ペダリング（1・5kp×60rpm）中の酸素摂取量・脈拍および血圧変動（ペダリング）

④上体起こし・上体反らし・腕立て伏せ腕屈伸（筋持久力）、背筋力・握力（筋力）、垂直跳び（瞬発力）、反復横跳び（敏捷性）、立位体前屈・伏臥対後反（柔軟性）、3000m走・1000m水泳（持久力）

Ⅴ 結果と考察

（1）排便回数および糞重量／（2）窒素出納

（3）血液性状——基準値は大阪血清微生物研究所による

（4）形態／（5）代謝機能／（6）体力

※「Ⅴ 結果と考察」については省略させていただきました。詳しい内容は、評言社のホームページからダウンロード(http://www.hyogensha.co.jp/HazamaResearch.pdf)できます。

【結　語】

私たちは、時として一般常識からは逸脱しているが、事実として認めざるを得ない出来事に出会うことがある。全く加熱調理しない玄米・ゴマ・葉菜・根菜のみの基礎代謝をも下回る超低エネルギー、低タンパク質の食事で、難治性の病気を克服し、元気に暮らしている人々がいることもその1つである。

すべての病気は、病原体をはじめとする、生命を脅かすさまざまなものや出来事から体を守る抵抗力、すなわち生命力ともいえる「力」とかかわっている。

今回の研究は、難病が治癒するほど生命力が高まるのであれば、健康体にとっても、さらに生命力が高まり、体力も向上するのではないかとの仮説と期待を持って、検者自身が被験者となって取り組んだものであった。

結果は、途中若干の体調不良も体験したが、体調は日を追うごとに増し、1年に近づくにつれて、かつて経験したことがないと思われるほどの健康観と好調さを自覚した。

67項目にわたる詳細な血液検査をはじめとして、さまざまな健康調査においても特筆すべき問題は何も生じなかった。体力はあらゆる面で著しく向上したが、それは期待をはるかに上回るものであり、中には驚きに値するものもあった。しかし、ランニングとペダリングによる最大酸素摂取量測定、１時間のランニングとペダリング、３０００m走、１０００m水泳他総計15項目に至る体力テストは、若者にとってもも大変過酷なものであり、44歳の被験者にとってはたいへんな作業であった。事実、開始時のテストは、どのテストの後にもひどい筋肉痛や疲労が生じ、その回復に相当の時間を要したため、すべてのテストを終えるのに１か月半あまりの期間を必要とした。しかし、生菜食開始2か月後のテスト時には、すでにテスト後の筋肉痛や疲労は大きく改善されて、ほぼ連日テストを実施できるようになった。

その後2～4か月ごとに実施したどのテストにおいても、筋肉痛や疲労の回復は時とともに改善されていき、極限まで力を出し切る最大酸素摂取量のテストの後も、動かなくなるまでがんばった１００回に至る腕立て屈伸をした後も、全く筋肉痛を経験しなくなったことは、不思議ですらあった。また、１年後の１時間ランニングの時の、全身に何らの疲労を覚えることなく、何時間でも走り続けることができるほど余裕があったこと、スキーに行ったとき必ず経験していた、日一日と確実に蓄積されて行く足の疲労をほとんど感じることなく連日快適に長時間滑ることができたことやゴルフボールを数百個打ち続けても手のひらに全く肉刺ができなくなって驚いたことなど、テストの数値だけではとうてい表すことのできないすばらしい効果の数々を実感することができた。

今回の研究で、多くの成果が得られたのは、被験者が、実験に入る5年前に1年間、すでに動物性食品なしの完全玄米菜食を体験し、その後の4年間もわずかな魚介類を摂取するだけの菜食に近い食生活をしていたことを、１つの要因として挙げることができるが、栄養学の一般常識を越えるといえるような成果が得られたのは事実であり、この研究の成果は、とくに持久力を要する競技者や、ガンをはじめとして増え続けるさまざまな有効な治療法を持たない現代病対策としても有効なものとして期待できるものである。

今後、これらの結果の主な要因が、低エネルギー、穀類や野菜が中心、加熱・加工しないで生で食べる、動物性食品を摂取しない低タンパク質などのいずれに負うところが大きいのか、また、誰でも同じ結果が出るか、今後の課題として症例を増やしていく必要がある。

【近代栄養学への提言】

今回の研究を通して、日本や東洋における「食の思想」ともいうべき、「食は命なり」とか「医食同源」という言葉の意味を、十分確認することができた。とくに、ボディビルディングのために、高タンパク質、動物性食品を多食して、胸囲が１１０㎝、１２０kgのバーベルを上げることができる、見るからにたくましいからだを作り上げたにもかかわらず、健康になることができなかった筆者は、その後の玄米菜食や今回の生菜食の体験を通じて、まさに人間は食べ物によって生まれ変わることができることを実感している。

現在の栄養学は、近代科学の旗印の下、実験・分析を主な手法として発達してきた。そして、「人間（動物）が、生きるために必要なものは栄養素である」ということを前提として、食物を分析して栄養素を取り出し、その栄養素をバランスよく摂取することが最も重要であると説いている。しかし、もしそれが正しければ、科学的に分析・抽出された栄養素をバランスよく調合して、直接血中に注入すれば、これ以上申し分のない栄養はないはずである。しかし、事実はこれに反している。栄養素の静脈注入は、口から十分にものを食べることができない状態の時にのみ、やむを得ず行うものであり、それだけで健康に生きることはできない。今回の研究でも明らかになったように、エネルギー代謝やタンパク質代謝に関する問題など、どうしても栄養科学の計算通りには説明できないことが少なくない。

栄養素のバランスを説く近代栄養学に対するもっとも素朴で大きな疑問は、栄養学が、地球上のすべての人類に共通のものとして存在していることである。

栄養学が教えるように、糖質、タンパク質、脂質、ビタミン、ミネラル群、さらに動物性食品と植物性食品をもバランスよく30品目以上摂らなければ健康に生きられないのであれば、人間は、1年中、飛行機で世界中の食品を集めてこなければ健康に生きられないことになってしまう。

しかし、人類をはじめ、地球上のすべての動物は、その土地の、その季節の、自分の行動範囲のものしか食べることができず、その食べ物によって生まれ育ち、命をつないできたはずである。エスキモーにも、アフリカにも、アメリカにも、日本にも、また同じ国でもその土地土地の違った食物があり、それによって長年受け継がれてきた遺伝子があるはずである。牛は、その土地の草だけで見事な筋肉を作り、コアラはユーカリだけで生きているし、人類にもっとも近いゴリラやチンパンジーなどの類人猿たちも、草や木だけで人間より立派な肉体を持っている。人類においても、完全菜食で生活する人々は珍しくないし、見事な肉体を持つパプアニューギニヤの原住民たちが、サツマイモと野草を主食としていることが報告されている。(23)

特定の地域と特定の気候の中で生息する地球上の動物は、その条件下の特定の食物しか食べることができず、本来、栄養学的にいえば偏食がふつうであるというべきである。

たしかに動物は、いろんな環境の変化に適応する能力に優れていて、ときには、草食動物が動物性食品を食べたり、肉食動物が植物性のものを食べることは知られている。しかし、それはどんな条件下でも等しく適応するものではなく、よりよいかたちで適応するためには、本来持っている遺伝子とかかわりがあり、よく適応できるものと適応できないものがあると推測される。

この研究においては、比較的短期間に適応し栄養学の常識に反する成果が得られたが、それは、被験者が、古来よりあまり動物性食品を摂らず、穀類と野菜を中心に命をはぐくんできた日本人であることに関係があるかもしれない。しかし、日本人以外でも、肉類を常食としている人種の中で菜食をする人は珍しくなく、彼らが、肉類を常食とする人々と比べて心疾患やガンの発症率が低いことが報告されていることから見て、数百万年の人類の歴史の中で備わった遺伝子は、肉類よりも植物性食品に適していると推測される。事実、肉類を毎日常食にできるほど家畜の生産量が増えたのは、長い歴史から見ればごく最近のことである。

かつて米国の上院議会において、上院栄養問題特別委員会が設置され（マクガバン委員会）、1975〜1976年の2年間にわたり、19世紀末以来の欧米諸国の食事内容の変化と病気の変化を歴史的に追跡し、またあらゆる民族や宗教団体の食事の内容と健康の関係を詳細に調査した結果、心臓病の最大原因が動物性脂肪の摂りすぎであり、多くのガンも脂肪の摂りすぎで起こり、栄養が足りすぎた「多すぎるタンパク質」はガンや動脈硬化を促進する要素になることが明らかになった。すなわち、現代の多くの病気が、食事の間違いの元に起こる「食源病」であると結論づけたのである。(24)

その結果、米国において従来の日本食が注目されるようになったと伝えられ、米国国民栄養教育指針は、従来の〈タンパク食品類〉〈牛乳・乳製品類〉〈穀類〉〈野菜・果物類〉を同等の比率で摂るとするものから、全摂取量の大半を〈穀類〉〈野菜・果物類〉で占め、〈タンパク食品類〉〈牛乳・乳製品類〉はごく少量にするように改めた。さらに、米国内の3000人の医師や健康関係者で構成されたといわれる〝Physicians Committee for Responsible Medicine〟が示す最新のフードガイドは、穀物・野菜・豆・野菜類のみで、乳製品を含む動物性食品の一切を排除している。

米国の栄養特別委員会の調査結果と併せ、今回の生菜食の研究の成果や絶食や低栄養で、現在有効な治療法がない疾患が治癒していく事実から考察できることのもう1つは、栄養学が教える、「栄養素を満たすこと」が大切なのではなく、できるだけ「飢えさせること」が重要なのではないかということである。

体のすべての機能は、使わなければ使えなくなるという特徴を持っている。これも適応（マイナス）というべきものだが、例えば、宇宙生活をした飛行士たちの骨から急速にカルシウムが逸脱したり、筋肉が急速に萎縮していってしまうという事実は、骨も筋肉も、地球という重力の中にあって、その重さに抵抗して支えたり緊張することによって、その機能が維持されることを示すものであり、宇宙のような無重力の世界では、必要のない骨や筋肉の存在自体を維持することができなくなることを教えてくれている。このことは、食物を消化・吸収し、肉体を始め生命活動そのものに変化させたりするさまざまな同化作用の機能についても同様であろう。

今の栄養学は、生のでんぷんは消化吸収が難しいから加熱して摂ることや、野菜からのカルシウムの吸収が難しいから牛乳をすすめること等で明らかなように、できるだけ、摂取しやすいかたちで、たっぷり栄養素を満たすことが重要であると教えている。しかし、栄養素を直接血中に注入してもけっして健康には生きられないように、栄養素を十分体内に取り入れて満たすことによって、かえって食物から生命に必要なものを創り出す能力が低下していき、そのことが生命力の低下につながるのではないかと考えられる。

栄養素は満たすことが重要なのではなく、最も重要であるのは、むしろ必要最小限の飢えた状態の中で、口から取り入れた食物から必要なものを必要なだけ吸収し、また体に必要なものを創り出す能力を養うことが生命力の活性化や向上につながるものであることを、難病を克服した人々や今回の研究が示しているといえる。

また、日本の有名な宗教上の行の1つである「千日回法」における超低栄養下での、時には1日に100㎞に及ぶ険しい山岳歩行などの過酷な修行や、9日間におよぶ断食の中で示される不眠・不臥・不飲という生理学の常識を超越した能力や、遭難によって何十日間も水だけで生き延びたという事実などから、われわれが、飢えに対しては驚くほどの生命力を持っていることが知られている。これは、そのほとんどが飢えとの戦いであったはずの長い人類の歴史によって、人類に、飢えに強い遺伝子が備わっていることを示していることの証左であるといえる。

一方、飽食し、満たされることに、まだ十分対応する遺伝子を持たないわれわれは、飽食し、満たされ過ぎることによって、多くの病気を生み出している。しかしこのことは、飢餓で病む多くの人々がいることからも明らかなように、食べないことが最良ということを意味するものではく、生命に必要な食物を満たされすぎることなく、必要最小限摂ることが望ましいことを意味している。

しかし、一般に栄養学で示される栄養所要量は、必要最低限を示すものではなく、必ず安全率を見込んで、考えられる必要量より多めに示されている。そのことは、必要量を示すことにより、不足を戒めることはするが、余分に摂ることについては問わないことを意味するものである。その上にもっと問題にすべきことは、示された栄養所要量がすでに余分な量を含んでいるにもかかわらず、栄養素を満たすことの重要性を教えられてきた一般人の多くが、摂るべき上限が示されていないために、所要量以上を摂れば摂るほどよいと理解していることである。栄養素に限らず、すべての事柄は、不足と等しく、過多の害があることは当然であり、細かい栄養素の所要量を示しながら、それらの摂りすぎの害には触れることなく、まとめて「太りすぎに注意」というだけではならないと思う。栄養素の重要性と、その不足の害だけの情報によって、ビタミンの錠剤や、さまざまな栄養補助食品を大量に摂ることによって安易に栄養を満たすことを望む人が増え、それによる害を被る人も少なくない。

栄養所要量の基準を決定するにあたっては、下限とともに上限を明確にする必要があるとともに、年齢・性別・職種・生活様式の違いなどによるきめ細かい基準も必要である。

また、基準決定にあたってもっとも重要な点は、基準を決定するための資料を収集する母集団の選定である。多くの場合、それは、特別の集団を選定することなく、不特定多数の一般人が資料収集の対象とされる。そして、その集団の人数が増せば増すほど、その計測値と人数の関係は正規分布を示し、正規分布から得られる「標準」の概念は、その集団の両端の2・5％を除く残りの95％になってしまう。

すなわち、資料収集の対象の質を問うことがなければ、全体的に不健康であれば、不健康な値が標準値になってしまうわけである。一般集団の計測値を統計的に処理することによって、全体としての傾向を見ることは意味があるが、それはあくまでも全体の状態を客観的に把握したことに過ぎず、その集団が全体として不健康であれば、そこから得られた標準値すなわち「人並み」の値は不健康を表すにすぎない。

目標とすべき基準の決定にあたっては、その目標にとって理想的な集団から導かれたものでなくては、目標にはなり得ない。そういう意味から、よく知られている世界各地の長寿村での健康長寿者の食生活は、健康食として参考にすべきであり、彼らの食生活における栄養摂取量は、ほとんどの面で、現在示されている栄養所要量を下回っている[25]ことは、現在の示されている所要量の見直しの必要性を示唆するものである。

一方、分析して栄養素を問題にする近代栄養学に対して、宇宙のすべてを中国の思想でもある「陰陽」という概念で説明し、食物も栄養も宇宙の営みと一体であると説く「食物養生（Macrobiotics）」

と呼ばれる栄養学がある。[26][27] これは、その土地や季節やその人の体質などを陰陽で判断して食べ物や料理法を決定するものであり、疾病とくに慢性病の治療に効果があることが知られている。

またこの栄養学のもう1つの理念は、「命」のために、分析した栄養素ではなく、他の生物の「命そのもの」を摂り入れるというものである。

食物は、本来地球上の生物であるから、生きている姿こそが完全であり、それを丸ごとすべてを摂ることによって命が満たされるという考えである。

近代科学は、まず全体を部分に分けて分析し、そのことによって全体を解明するという、いわゆる分化還元法を主な手段としてきたが、生命は、部分を寄せ集めても決して生まれることはない。一見正しく見える栄養素のバランスをとるという考えも、実際には、すべての栄養素の最適のバランスを決定することはできないであろう。

精製した白米と精製したときにできた糠を別々に摂るのも、精製しない玄米をそのまま食べるのも栄養素的に見れば何ら違いはないが、地に播かれても、けっして芽を出すことのない糠にまぶした白米と、いずれ芽を出し、多くの命を生み出す玄米が、生命に与える影響が同じであるはずがないという考えは、科学的に証明できないからという理由で簡単に否定することはできない多くの実績からに裏づけられている。

そこに事実があれば、科学的に立証できないのは、ただ科学が未熟であり、未科学であるということに過ぎない。未科学と非科学を混同してはならないのである。

「生き物の命を丸ごと摂る」という意味では、まさに生菜食は、その思想と教えにそのまま沿うものである。

今回の研究によって得られた成果を手がかりとして、この先人たちが伝えてきた東洋の栄養思想・栄養哲学ともいうべきすばらしい教えを、科学として解明すべく今後も努力する所存である。

羽間　鋭雄 略歴

１９４２年８月生まれ。神戸市出身。

１９６５年、東京教育大学（現筑波大学）体育学部卒。１９８３年、関西医療専門学校卒。

鍼師、灸師、按摩・指圧・マッサージ師。

大阪市立大学教授（１９６５〜２００５年）、米スタンフォード大学医学部予防医学研究所客員教授（１９８９〜１９９０年）、学校法人履正社理事（１９８０年〜）等を務めるほか、日本体育学会、日本生理人類学会、日本体育医学会、日本ヴェジタリアン学会、フィットネス21事業団、日本教育医学会、日本ゴルフ学会等の理事・評議員を歴任。

ENDNOTES

《第 I 部》

1. Harvard School of Public Health "Adult Obesity," http://www. hsph.harvard.edu/obesity-prevention-source/obesity-trends/obesity-rates-worldwide/.
2. CDC: "Adult Obesity Facts," last modifed August 16, 2013. http://www.cdc.gov/obesity/data/adult. html.
3. To get the full effect of this data (an animated year-by-year march toward obesity), visit. http://www.cdc.gov/obesity/data/adult.html and play the slideshow toward the bottom of the page.
4. Foster G.D., Wyatt H.R., Hill J.O., McGuckin B.G., Brill C., Mohammed B.S., Szapary P.O., Rader D.J., Edman J.S., and Klein S.: "A randomized trial of a low-carbohydrate diet for obesity," *New Engl J Med* 2003, 348: 2082–2090;Stern L., Iqbal N., Seshadri P., Chicano K.L., Daily D.A., McGrory J., Williams M., Gracely E.J., Samaha F.F.: "The effects of lowcarbohydrate versus conventional weight loss diets in severely obese adults: one-year follow-up of a randomized trial," *Ann Internal Med* 2004, 140: 778–785; Carroll K.K., Braden L.M., Bell J.A., Kalamegham R.: "Fat and cancer," Cancer 1986, 58: 1818–1825.
5. 晩年のアトキンスは、長年の問題である肥満と肝臓疾患に悩まされており、死亡する１年前には心停止を経験していた。死亡時の彼の体重は6フィートの身長に対し258ポンドであり、これは肥満に分類される。もしアトキンスが自身のダイエット法を実践していなかったのなら、なぜそうしなかったか是非聞きたい。
6. Yancy Jr. W.S., Olsen M.K., Guyton J.R., Bakst R.P., and Westman E.C.: "A low-carbohydrate, ketogenic diet versus a low-fat diet to treat obesity and hyperlipidemia," *Ann Internal Med* 140, 769–777.

7. Westman E.C., Yancy W.S., Edman J.S., Tomlin K.F., and Perkins, C. E.: "Effect of 6-month adherence to a very low carbohydrate diet program," *Am. J Med* 113, 30–36.
8. Kritchevsky D.: "Caloric restriction and cancer," *J Nutr Sci Vitaminol* 2001, 47: 13–19.
9. Hegsted D.M., in *Present Knowledge of Nutrition* (D.M. Hegsted et al., eds) 1 (Nutrition Foundation, 4th ed., 1976).
10. Campbell T.C. and Chen J.: "Characteristics in rural China: lessons learned and unlearned," *Nutr Today* 1999, 34, 116–123.
11. Rippe J.M. and Angelopoulos T.J.: "Sucrose, high-fructose corn syrup, and fructose, their metabolism and potential health effects: What do we really know?" *Adv Nutr* 2013, 4: 236–245.
12. Bray G.A.: "Energy and fructose from beverages sweetened with sugar or high-fructose corn syrup pose a health risk for some people," *Adv Nutr* 2013, 4: 220–225.
13. Satija A. and Hu F.B.: "Cardiovascular benefits of dietary fiber," *Curr Atheroscler Rep* 2012, 14: 505–514
14. Kritchevsky D.: "Calories and chemically induced tumors in rodents," *Comprehensive Therapy* 1985, 11, 35–39.
15. Horio F., Youngman L.D., Bell R.C., and Campbell T. C.: "Thermogenesis, low-protein diets, and decreased development of AFB1-induced preneoplastic foci in rat liver," *Nutr. Cancer* 1991, 16, 31–41.
16. Krieger E.: "Increased voluntary exercise by Fisher 344 rats fed lowprotein diets, *Cornell University* (1988).
17. Miller D.S. and Payne P.R.: "Weight maintenance and food intake," *J Nutr* 1962, 78, 255–262.
18. Chen J., Campbell T.C., Li J., and Peto R.: "Diet, Lifestyle and Mortality in China: A Study of the Characteristics of 65 Chinese Counties" (Oxford University Press; Cornell University Press; People's Medical Publishing House: 1990).
19. Campbell T.C. and Chen J.: "Energy balance: Interpretation of data from rural China, *Toxicol Sci* 1999, 52 (suppl), 87–94.

20. Rothwell N.J. and Stock M.J.: "Regulation of energy balance," *Ann Rev Nutr* 1981, 1: 235–256；Rothwell N.J. and Stock M.J.: "Influence of carbohydrate and fat intake on diet-induced thermogenesis and brown fat activity in rats fed low protein diets," *J Nutr* 1987, 117: 1721–1726；Rothwell N.J., Stock M.J., and Tyzbir R.S.: "Mechanisms of thermogenesis induced by low-protein diets," *Metabolism* 1983, 32: 257–261.

21. ゲーリー・トウブズは2種類の参考文献一覧を使っている。一方は注釈の一覧で、文中のページとページ内のキーワードまたはフレーズを関連させ、他方は参照文献一覧を単にアルファベット順に並べたものである。文中の記述が参照されている場合でも引用文と参照文献一覧との間に一対一の連携がない。

22. 既述の褐色脂肪細胞と混同してはならない。

23. Keys A.: "Coronary heart disease in seven countries," *Circulation Suppl* 1970, 41, I1–I211.

24. Keys A.: *Seven Countries: A Multivariate Analysis of Death and Coronary Heart Disease*（Cambridge, Harvard University Press: 1980）.

25. CDC: "Morbidity and Morality Weekly Report" 48（30）;651, last modified May 2, 2001.
http://www.cdc.gov/mmwr/preview/mmwrhtml/mm4830a1box.htm.

26. Keys A.: "The diet/heart controversy," *Lancet* 1979: 844–845.

27. Keys A.: "Coronary heart disease—the global picture," *Atherosclerosis* 1975, 22: 149–192.

28. NAS: "Diet, Nutrition and Cancer Report," 1982.

29. Kennedy E.T., Bowman S.A., and Powell R.: "Dietary fat intake in the US population," *Journal Am Coll Nutr* 1999, 18, 207–212.

30. Ibid.

31. Select Committee on Nutrition and Human Needs（U.S. Senate）: *Dietary goals for the United States,* 2nd Edition, 83（U.S. Government Printing Office, Washington, D.C.: 1977）.

32. Ibid.

33. よけいなことだが、我々の研究の資金を提供してくれているアメリカ国立がん研究所（NCI）の食物とがん研究の予算は、全予算の

ほんの2〜3%にすぎないということを、DeVita社が見積っている。
34. Committee on Diet Nutrition and Cancer: "Diet, Nutrition and Cancer" (Washington, D.C., National Academy Press: 1982).
35. Council for Agricultural Science and Technology: "Diet, nutrition and cancer: A critique," special publication no. 13 80 (Iowa Council for Agricultural Science and Technology: 1982).
36. Committee on Diet Nutrition and Cancer: "Diet, Nutrition and Cancer" (Washington, D.C., National Academy Press: 1982).
37. United States Department of Health and Human Services: "The Surgeon General's Report on Nutrition and Health" (Dallas, Superintendent of Documents, U.S. Government Printing Office: 1988).
38. National Research Council & Committee on Diet and Health: "Diet and health: Implications for reducing chronic disease risk" (Washington, D.C., National Academy Press: 1989).
39. Expert Panel: "Food, nutrition and the prevention of cancer: A global perspective" (Washington, D.C., American Institute for Cancer Research/World Cancer Research Fund: 1997).
40. Kritchevsky D., Tepper S.A., Davidson L.M., and Fisher E.A.: "Experimental atherosclerosis in rabbits fed cholesterol-free diets: 13-Interaction of proteins and fat," *Atherosclerosis* 1989, 75, 123–127.
41. Kritchevsky D.: "Vegetable protein and atherosclerosis," *J Am Oil Chem Soc* 1979, 56, 135–140; Carroll K.K. and Hamilton R.M.G.: "Effects of dietary protein and carbohydrate on plasma cholesterol levels in relation to atherosclerosis," *J Food Sci* 1975, 40, 18; Terpstra A.H., Harkes L., and Van Der Veen F.H.: "The effect of different proportions of casein in semipurified diets on the concentration of serum cholesterol and the lipoprotein compostion in rabbits," *Lipids* 1981, 16, 114–119; Kritchevsky D., Tepper S.A., Czarnecki S.K., and Klurfeld D.M.: "Experimental atherosclerosis in rabbits fed cholesterol-free diets," *Atherosclerosis* 1981, 39, 169–175.
42. Meeker D.R. and Kesten H.D.: "Experimental atherosclerosis and high protein diets," *Proc Soc Exp Biol Med* 1940, 45:543–545; Meeker D.R. and

Kesten H.D.: "Effect of high protein diets on experimental atherosclerosis of rabbits," *Arch Pathology* 1941, 31: 147–162.

43. Hodges R.E., Krehl W.A., Stone D.B., and Lopez A.: "Dietary carbohydrates and low-cholesterol diets: Effects on serum lipids of man," *Am J Clin Nutr* 1967, 20, 198–208 ; Sirtori C.R., Agradi E., Conti F., Mantero O., and Gatti E.: "Soybean-protein diet in the treatment of type II hyperlipoproteinemia," *Lancet* 1977, 1, 275–277 ; Forsythe W.A., Green M.S., and Amderson J.J.B.: "Dietary protein effects on cholesterol and lipoprotein concentrations: a review," *J Am Coll Nutr* 1986, 5, 533–549.
44. Youngman L.D.: "The growth and development of aflatoxin B1-induced preneoplastic lesions, tumors, metastasis, and spontaneous tumors as they are influenced by dietary protein level, type, and intervention" (Cornell University, PhD thesis: 1990).
45. Sanchez A. and Hubbard R.W.: "Plasma amino acids and the insulin/glucagon ratio as an explanation for the dietary protein modulation of atherosclerosis," *Med Hypoth* 1991, 36, 27–32.
46. Walker G.R., Morse E.H., and Overlay V.A.: "The effect of animal protein and vegetable protein diets having the same fat content on the serum lipid levels of young women," *J Nutr* 1960, 72, 317–321.
47. Sirtori C.R., Agradi E., Conti F., Mantero O., and Gatti, E.: "Soybeanprotein diet in the treatment of type II hyperlipoproteinemia," *Lancet* 1997, 1, 275–277.
48. Carroll K.K.: "Hypercholesterolemia and atherosclerosis: effects of dietary protein," *Fed Proc* 1982, 41, 2792–2796 ; Sirtori C.R. et al.: "Clinical experience with soybean-protein diet in the treatment of hypercholesterolemia," *Am J Clin Nutr* 1979, 32, 1645–1658 ; Descovich G.C. et al., in "Lipoproteins and coronary atherosclerosis," Symposium Giovanni Lorenzini Foundation (Noseda G., Fragiacomo C., Fumagali R., and Paoletti R., eds), 279. (Amsterdam, Elsevier Biomedical Press: 1982) Goldberg A.P. et al.: "Soybean protein independently lowers plasma cholesterol levels in primary hypercholesterolemia," *Atherosclerosis* 1982, 43, 355–368.

49. Hession M., Rolland C., Kulkarni U., Wise A., and Broom J.: "Systematic review of raondomized controlled trials of low-carbohydrate vs. low-fat/ low-calorie diets in the management of obesity and its comorbidities," *Obesity Rev* 2009, 10 : 36–50.
50. Gardner C.D. et al.: "Comparison of the Atkins, Zone, Ornish, and LEARN diets for change in weight and related risk factors among overweight premenopausal women," "The A to Z weight loss study: A randomized trial," *JAMA* 2007, 297, 969–977.
51. Brownell K.D.: *The LEARN Manual for Weight Management* (Euless, Texas, American Health Publishing Company: 2000).
52. Sears B.: *The Zone* (New York : Harpers Collins Publishers: 1995).
53. Estruch R, Ros E, Salas-Salvadó J, Covas MI, Corella D, Arós F, Gómez-Gracia E, Ruiz-Gutiérrez V, Fiol M, Lapetra J, Lamuela-Raventos RM, Serra-Majem L, Pintó X, Basora J, Muñoz MA, Sorlí JV, Martínez JA, Martínez-González MA; PREDIMED Study Investigators. Primary prevention of cardiovascular disease with a Mediterranean diet. *N Engl J Med* 2013; 368: 1279-1290.
54. "Supplementary Appendix" to Estruch R, et al.: Primary Prevention of cardiovascular disease.
http://www.nejm.org/doi/suppl/10.1056/NEJMoa1200303/suppl_file/nejmoa1200303_appendix.pdf.
55. Bravata D.M., Sanders L., Huang J., Krumholz H.M., Olkin I., and Gardner C.D.: "Efficacy and safety of low-carbohydrate diets: A systematic review," *JAMA* 2003, 289: 1837–1850.
56. Nordmann A.J., Nordmann A., Briel M., Keller U., Yancy W.S., Brehm B.J., and Bucher H.C.: "Effects of low-carbohydrate vs low-fat diets on weight loss and cardiovascular risk factors," *Arch Intern Med* 2006, 166:285–293.
57. Hession M., Rolland C., Kulkarni U., Wise A., and Broom J.: "Systematic review of raondomized controlled trials of low-carbohydrate vs. low-fat/ low-calorie diets in the management of obesity and its comorbidities," *Obesity Rev* 2009, 10: 36–50.
58. Gardner C.D. et al.: "Comparison of the Atkins, Zone, Ornish, and

LEARN diets."
59. Noto H, Goto A, Tsujimoto T,. and Noda M.: "Low-carbohydrate diets and all-cause mortality: a systematic review and meta-analysis of observational studies. " *PLoS One* 2013; 8: 1–10.
60. Cordain L., Brand Miller J., Eaton S.B., Mann N., Holt S.H.A., and Speth J.D.: "Plant-animal subsistence ratios and macronutrient energy estimations in worldwide hunter-gatherer diets," *Am J Clin Nutr* 2000, 71: 682–692; Cordain L., Eaton S.B., Miller J.B., Mann N., and Hill K.:"The paradoxical nature of hunter-gatherer diets: Meat-based, yet non-atherogenic," *Eur J Clin Nutr* 2002, 56: S42–S52.
61. Murdock G.P.: "Ethnographic atlas: A summary," *Ethnology* 1967, 6: 109–236.
62. Lee R.B.: *What Humans Do for a Living, Or How to Make Out on Scarce Resources*（Chicago, IL, Aldine Publishing House: 1968）.
63. Cordain L., Brand Miller J., Eaton S.B., Mann N., Holt S.H.A., and Speth J.D.: "Plant-animal subsistence ratios and macronutrient energy estimations in worldwide hunter-gatherer diets," *Am J Clin Nutr* 2000, 71: 682–692.
64. Kaplan H., Hill K., Lancaster J., and Hurtado A.M.: "A theory of human life history evolution: Diet, intelligence, and longevity," *Evol Anthropol* 2000, 9: 156–185.
65. Cordain L., Eaton S.B., Miller J.B., Mann N., and Hill K.: "The paradoxical nature of hunter-gatherer diets: Meat-based, yet non-atherogenic," *European J Clin Nutr* 2002, 56: S42–S52.
66. Milton K.: "Hunter-gatherer diets–A different perspective," *Am J Clin Nutr* 2000, 71: 665–667.
67. 既出（63）
68. Isaac G.L.I. and Crader D.C.: "To what extent were early hominids carnivorous? An archeological perspective," *In Omnivorous Primates: Gathering and Hunting in Human Evolution* edited by Harding R.S.O. and Teleki G.（New York : Columbia University Press: 1981）, 37–103.
69. Draper H.H.: "The aboriginal Eskimo diet in modern perspective,"*Am Anthropol* 1977, 79: 309–316 ; Ho K.J., Mikkelson B., Lewis L.A., Feldman

S.A., and Taylor C.B.: "Alaskan Arctic Eskimos: Responses to a customary high-fat diet," *Am J Clin Nutr* 1972, 25: 737–745.

70. 既出(63)

71. Milton K.: "Nutritional characteristics of wild primate foods: Do the diets of our closest living relatives have lessons for us?" *Nutrition* 1999, 15: 488–498.

72. Carroll K.K.: "Experimental evidence of dietary factors and hormone-dependent cancers," *Cancer Res* 1975, 35: 3374–3383; World Cancer Research Fund/American Institute for Cancer Research: *Food, Nutrition, Physical Activity, and Prevention of Cancer: A Global Perspective* (Washington, D.C., American Institute for Cancer Research: 2007).

73. Esslestyn C.B.: "Updating a 12-year experience with arrest and reversal therapy for coronary heart disease (an overdue requiem for palliative cardiology)," *Am J Cardiology* 1999, 84: 339–341; Morrison L.M.: "Diet in coronary atherosclerosis," *JAMA* 1960, 173: 884–888; Ornish D., Brown S.E., Scherwitz L.W., Billings J.H., Armstrong W.T., Ports T.A., McLanahan S.M., Kirkeeide R.L., Brand R.J., and Gould K.L.: "Can lifestyle changes reverse coronary heart disease?" *Lancet* 1990, 336: 129–133.

74. Barnard R.J., Lattimore L., Holly R.G., Cherny S., and Pritikin N.: "Response of non-insulin-dependent diabetic patients to an intensive program of diet and exercise," *Diabetes Care* 1982, 5: 370–374.

75. Youngman L.D. and Campbell T.C.: "Inhibition of aflatoxin B1-induced gamma-glutamyl transpeptidase positive (GGT+) hepatic preneoplastic foci and tumors by low protein diets: evidence that altered GGT+ foci indicate neoplastic potential," *Carcinogenesis* 1992, 13: 1607–1613.

76. O'Connor T.P., Roebuck B.D., and Campbell T.C.: "Dietary intervention during the post-dosing phase of L-azaserine-induced preneoplastic lesions," *J Natl Cancer Inst* 1985, 75: 955–957.

77. Hildenbrand G.L.G., Hildenbrand L.C., Bradford K. and Cavin S.W.: "Five-year survival rates of melanoma patients treated by diet therapy after the manner of Gerson: a retrospective review," *Alternative Therapies in Health*

and Medicine 1995, 1: 29–37.

78. Ornish D.: *Dr. Dean Ornish's Program for Reversing Heart Disease* (New York, Random House: 1990).
79. Esselstyn C.J.: *Prevent and Reverse Heart Disease* (New York, Avery Publishing, Penguin Group: 2007).
80. McDougall J.: *The Starch Solution* (New York, Rodale Press: 2012).
81. Barnard N.: *21-Day Weight Loss Kickstart: Boost Metabolism, Lower Cholesterol, and Dramatically Improve Your Health* (New York, Grand Central Lifestyle: 2011).
82. Fuhrman J.: *Eat to Live: The Revolutionary Formula for Fast and Sustained Weight Loss* (Boston, Little, Brown and Company: 2003).
83. Popper P., Merzer G., and Sroufe D.: *Food Over Medicine: The Conversation That Could Save Your Life* (Dallas, TX, BenBella Books: 2013).

ENDNOTES

《第Ⅱ部》

1. Ziegler,R.G.,1991：Vegitables, fruits and carotenoids and the risk of cancer. *Am J Clin Nutr* 53：251S－259S.
2. 甲田光雄、1991：生菜食ハンドブック、生菜食研究会編、春秋社、1－87.
3. 甲田光雄、1989：断食療法の科学、春秋社。
4. 甲田光雄、1985：生菜食健康法、春秋社。
5. T.Okuda, H.Miyoshi, T.Makita, Y.Katayama, T.shimizu, T.Hazama, Y.yamaguchi, 1994： Protein Metabolizm in Vegans. *Ann Physiol Anthropol* 13：393－ 401.
6. 骨塩量および窒素、カルシウム、リン出納に及ぼす菜食（低エネルギー、低タンパク食）の影響。
7. 甲田光雄、1988：マイナス栄養のすすめ、春秋社。
8. 二木謙三、1982：健康への道、竹井出版。
9. イアンＦローズ,1971：世界記録を生んだ栄養食、ベースボールマガジン社。
10. 松平敏子、奥田豊子、玉井裕子、下荒神慶子、三好弘子、尾井百合子、小石秀夫、木谷輝夫、栢分節夫、中田雅支、原邦夫、藤田大祐、1987,高齢者の栄養生態調査（2）体格と栄養摂取状態、京都医学会雑誌、34（2）：55－63.
11. 住田聡、田中喜代次、北尾浩代、渡辺一志、中塘二三生、増原光彦、1987：血清過酸化脂質に及ぼす最大運動と最大下長時間運動の影響、デサントスポーツ科学、8：231－239.
12. 田中喜代次、松浦義行、中村栄太郎、中藤二三生、北尾浩代、 竹島伸生、三村寛一、前田如矢、1990：冠動脈硬化性心疾患危険因子から見た健康度判定の試み、*Ann Physiol Anthropol* 9：59－65.
13. Nakadomo,F., Tanaka,K., Hazama,T., and Maeda,K.,1990： Validation of

body composition assessed by Bioelectrical impedance analysis. *J Appl Physiol* 20：321－330.

14. Wilmore,J.H., 1989： The use of actual,predicated and constant residual volume in the assessment of the body composition by underwater weighing. *Med Sci Sports* 1： 87－90.

15. Brozek,J., Grande,F., Anderson,J.t., and Keys,A.1963：Densi-tometric analysis of body composition：revision of some quantitative assumptions. *Ann N. Y Acad Sci* 110：113－140.

（※16. ～22. 省略）

23. Fujita,Y., Rikimaru,T., Okuda,t., Dte,C.Kajiwara,N.,Yanase,K., and Koishi,H.,1982：Studies on protein nutrition of Papua New Guinea highlandars：nitrogen balance and hematrogical studies. *J Nutr Sci Vitaminol* 28：431－440.

24. 今村光一監訳、1982：今の食生活では早死にする（アメリカ上院栄養問題特別委員会レポート）、経済界。

25. アレキサンダー リーフ、1976：世界の長寿村―百歳の医学―、女子栄養大学出版部。

26. 山口卓三、1991：陰陽でみる食養法、柏樹社。

27. 桜沢如一、1980：東洋医学の哲学、日本CI協会。

《Author》

T・コリン・キャンベル（T. Colin Campbell, PhD.）

コーネル大学栄養生化学部名誉教授。50年以上栄養科学研究の第一線で活躍し、「栄養学分野のアインシュタイン」と称される世界的権威。300以上の論文執筆を含め多くの調査研究の実績を残したが、なかでも疫学史上最大規模といわれる「チャイナ・スタディ」（1980年代はじめに調査され、1983年から分析、1990年に結果が発表された）は、「健康と栄養」に関する研究の最高峰とされ、同研究結果等をまとめたものが『The China Study』（邦訳『チャイナ・スタディー』グスコー出版）である。

ハワード・ジェイコブソン（Howard Jacobson, PhD.）

オンラインマーケティングのコンサルタントで健康教育者、そしてノースカロライナ州ダーハムのエコロジカル・ガーデナーでもある。

《Translator》

鈴木 晴恵（Harue Suzuki, MD）

高知医科大学卒業後、京都大学医学部形成外科入局。

鈴木形成外科院長。

日本形成外科学会認定専門医、麻酔科標榜医、アメリカレーザー医学会フェロー、日本臨床皮膚外科学会理事、日本レーザー医学会評議員、京都形成外科医会会長、日本形成外科学会、日本皮膚科学会、日本美容外科学会、日本美容皮膚科学会、国際分子整合医学会の各正会員、インディバ研究会顧問医師、㈱サン・クロレラ顧問医師。

国内外での学会特別講演、シンポジウム、講習会・研究会講師多数。医学専門書の執筆多数。皮膚外科手術を得意とし、なかでも眼瞼の手術を中心としたアンチエイジング手術症例を多数手がけている。レーザー治療における日本のパイオニア。1990年に治療補助としての「メディカルエステ」を提唱し実践している。

低炭水化物ダイエットへの警鐘

2017年11月 1日　初版　第1刷　発行

著　者　T·コリン·キャンベル／ハワード·ジェイコブソン
訳　者　鈴木 晴恵
発行者　安田 喜根
発行所　株式会社 評言社
東京都千代田区神田小川町 2 - 3 - 13
M&C ビル 3 F（〒 101 - 0052）
TEL 03 - 5280 - 2550（代表）
http://www.hyogensha.co.jp
印刷　株式会社 シナノ パブリッシング プレス

ISBN978-4-8282-0592-2 C0077
定価はカバーに表示してあります。
落丁本・乱丁本の場合はお取り替えいたします。